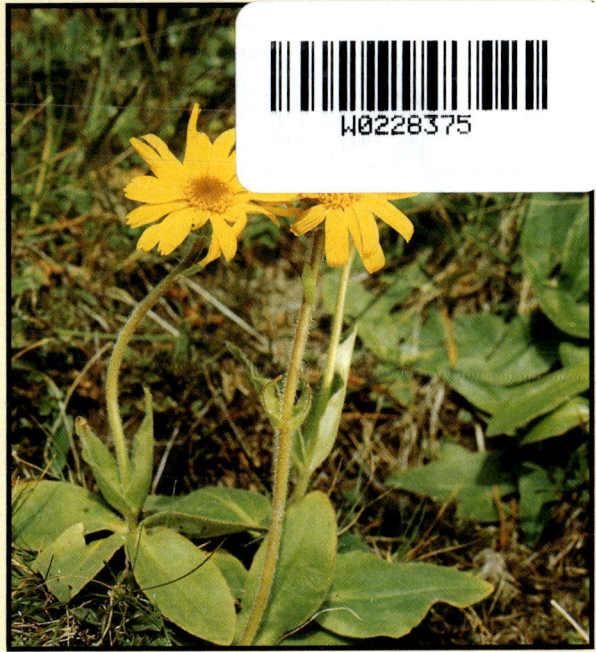

Arnika, **Bergwohlverleih**

Arnica montana

Hilft bei: Blutergüssen, Zerrungen, Quetschungen, schlecht heilenden Wunden, Zahnfleisch-, Mundschleimhaut-, Mandelentzündung. **Beschreibung:** Wächst auf Bergwiesen, im Flachland auf humusreichem Wiesenboden. Die ausdauernde, bis 50 cm hohe Pflanze hat eine Blattrosette und ein Paar gegenständiger, kleiner Stengelblätter. Körbchen groß, meist einzeln. Die Blüten werden verwendet. **Wirkstoffe:** Glykoside, aetherisches Öl mit Azulen und Thymol. **Zubereitung und Anwendung:** 1–2 Teel. Arnikablüten mit ¼ l sprudelndem Wasser übergießen, 10 Min. ziehen lassen. Tee zu Spülungen, Umschlägen und zum Gurgeln. (→ auch Seite 70)
Im Handel erhältlich: Arnikablüten *(Arnicae flos)*, Tinktur.

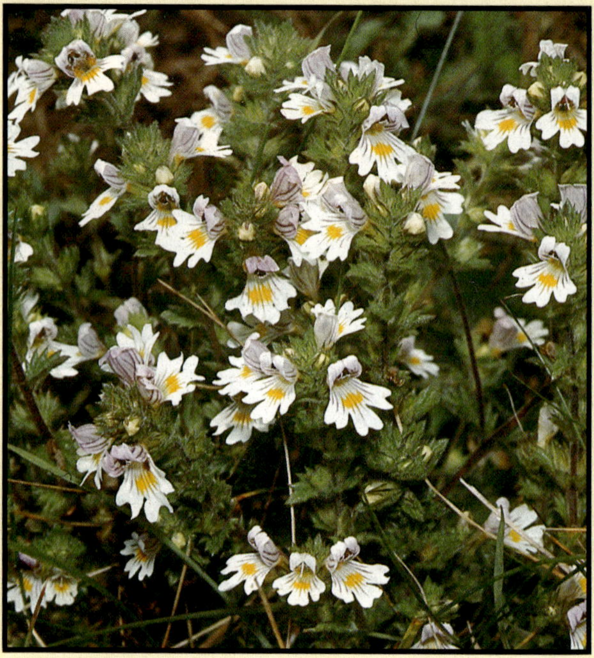

Augentrost

Euphrasia-Arten

Hilft bei: Chronisch und akut entzündeten Augen, Lichtempfindlichkeit, Augenbrennen und Tränenfluß. **Beschreibung:** Wächst auf Wiesen. Höhe bis 30 cm. Blätter gegenständig, eiförmig, gesägt; blaßviolette, 8–10 mm große Blüten mit kleinem gelben Fleck auf der dreilappigen Unterlippe. Blütezeit Spätsommer–Herbst. Verwendet wird das Kraut. **Wirkstoffe:** Gerb- und Bitterstoffe, aetherisches Öl, Aucubin. **Zubereitung und Anwendung:** 1–2 Teel. Kraut mit ¼ l Wasser zum Sieden erhitzen, 2 Min. ziehen lassen. Mehrere Wochen tägl. ¼ l Tee über den Tag verteilt. Tee auch zu Umschlägen und Augenwaschungen.
Im Handel erhältlich: Augentrostkraut *(Euphrasiae herba)*.

Erntezeit: Juni–Oktober 8

Ein Wort zuvor

Wie beliebt der *Heilpflanzen-Kompaß* bei all jenen Menschen ist, die sich für Heilpflanzen interessieren, sie selber sammeln und aufbereiten wollen, beweist die hohe Auflage, die er inzwischen erreicht hat. Hunderttausende haben sich beim Heilpflanzensammeln diesem Wegweiser anvertraut, der, weil er in Hemd- und Hosentasche paßt, immer dabei sein kann und so über alles Wissenswerte an Ort und Stelle informiert. Denn Heilpflanzen sind nur wirksam, wenn sie zur richtigen Zeit am richtigen Ort gesammelt, fachgerecht aufbereitet und gezielt angewendet werden. Vom Anis bis zum Weißdorn werden – in naturgetreuen Farbfotos und leicht verständlichen Beschreibungen – alle Heilpflanzen vorgestellt, die erprobt und von wirklichem Nutzen sind. Nicht in diesem Bestimmungsbuch aufgeführt sind jene Heilpflanzen, die aufgrund ihrer besonderen Inhaltsstoffe zu den Giftpflanzen zählen und deshalb nur unter ärztlicher Aufsicht verwendet werden dürfen.

Es lohnt sich, sich mit Heilpflanzen wirklich vertraut zu machen, es lohnt sich auch, sie selber zu sammeln. Der Sammler lernt bei seinen Wanderungen, weitab von viel befahrenen Straßen, die Heilpflanzen richtig kennen und findet außerdem Freude und Entspannung.

Aber auch für Menschen, die nicht selber sammeln wollen, ist der *Heilpflanzen-Kompaß* von Wert, weil er neben Anwendungshinweisen auch Angaben enthält, unter welchen Bezeichnungen die Heilpflanzen im Fachhandel zu bekommen sind.

In die Neuausgabe wurden neue Naturfarbfotos aufgenommen, sie wurde ergänzt und dem neuesten Stand phytotherapeutischer Erkenntnisse angepaßt.

Für die Durchsicht der Pflanzenbeschreibungen bedanke ich mich bei Herrn Professor Dr. rer.nat. Dieter Podlech, Institut für systematische Botanik der Ludwig-Maximilian-Universität München, der zu den besten Kennern der europäischen Flora gehört.

Ich wünsche mir, daß der *Heilpflanzen-Kompaß* auch weiterhin vielen Menschen raten und helfen kann.

Apotheker Mannfried Pahlow

Gebrauchsanleitung

Welche Informationen liefert der Heilpflanzen-Kompaß? Nach dem Beschwerderegister »**Was hilft bei . . .**« **(Seite 3),** in dem Sie sich informieren können über die Heilanzeigen der vorgestellten Heilpflanzen, folgt das **Heilpflanzen-Register (Seite 4 und 5),** das alle Pflanzennamen (die botanischen Namen kursiv) enthält. 60 **Pflanzenportraits** finden Sie auf den **Seiten 6 bis 65,** alphabetisch geordnet nach den offiziellen deutschen Namen. Unter dem farbigen Bestimmungsfoto sind neben der Pflanzenbeschreibung alle wissenswerten Angaben über die Heilanzeigen, die Wirkstoffe und die richtige Anwendung in Kurzform zusammengefaßt. Die Symbole lassen auf den ersten Blick erkennen, welche Pflanzenteile arzneilich genutzt werden:

Kraut   Blüte   Blätter   Frucht, Samen   Wurzel   Rinde

Farbige Kennstreifen, mit denen die Pflanzenportraits abschließen, weisen hin auf den Pflanzenschutz:

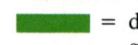 = die Pflanze kann nach sorgfältiger Bestimmung gesammelt werden;

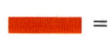 = die Pflanze darf nicht gesammelt werden, sie ist vom Aussterben bedroht oder steht unter Naturschutz.

Der **Heilpflanzen-Kalender (Seite 66 bis 69)** enthält alle vorgestellten Heilpflanzen mit den wichtigsten Kurzinformationen auf einen Blick. Auf den **Seiten 70 bis 74** finden Sie **wichtige Ergänzungen zu den Pflanzen-Steckbriefen** besonders wirksamer Heilpflanzen. Ratschläge für richtiges **Sammeln, Aufbereiten, Zubereiten** werden auf den **Seiten 74 bis 76** gegeben, und den Schluß bildet eine **kleine Pflanzenkunde (Seite 76 bis 79),** die durch die Zeichnungen auf den inneren Umschlagseiten ergänzt wird. Bitte machen Sie sich mit botanischen Begriffen vertraut. Nur durch die sorgfältige Bestimmung der ausgewählten Heilpflanze können Sie eine Verwechslung mit giftigen Arten verhindern!

Was hilft bei . . .

Heilpflanzen-Register

4

Wichtiger Hinweis

Im vorliegenden Kompaß sind Pflanzen abgebildet und beschrieben, die zu den Doldengewächsen gehören. Da es in dieser Pflanzenfamilie auch giftige Arten gibt, muß sorgfältig bestimmt werden. Bei geringstem Zweifel: Pflanze nicht verwenden!
Grundsätzlich gilt für das Sammeln: Erkennungsmerkmale genau beachten, nur jene Pflanzen mitnehmen, die man zweifelsfrei bestimmt hat.

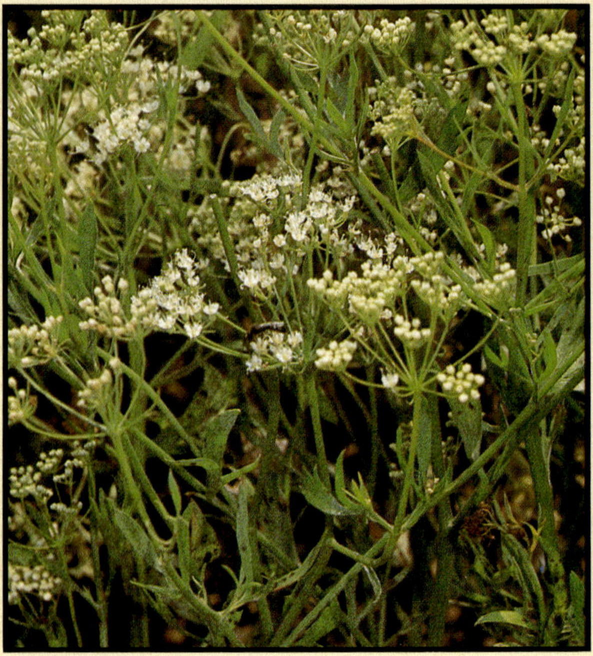

Anis

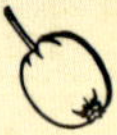

Pimpinella anisum

Hilft bei: Husten und Katarrhen der oberen Luftwege, Blähungen. **Beschreibung:** Im Mittelmeerraum heimisch, in Gärten und Kulturen gezogen. Einjähriges Doldengewächs, etwa 50 cm hoch. Stengel rund, oben ästig. Blüten weiß; Früchte verkehrt birnenförmig, kurz weichhaarig, nach Anis riechend. Sie werden arzneilich genutzt. **Verwechslungsmöglichkeit** mit giftigen Doldengewächsen → Seite 71. **Wirkstoffe:** Aetherisches Öl mit über 80% Anethol. **Zubereitung und Anwendung:** 1 gehäufter Teelöffel zerdrückter Anisfrüchte mit ¼ Liter siedendem Wasser übergießen, 10 Min. ziehen lassen. 2–3 Tassen Tee pro Tag.
Im Handel erhältlich: Anisfrüchte *(Anisi fructus)* – Anistropfen.

Erntezeit: Sommer 6

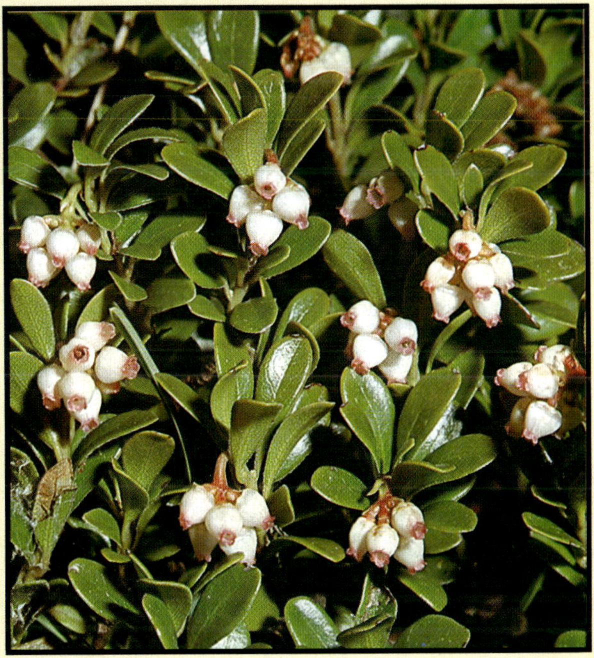

Bärentraube

Arctostaphylos uva-ursi

Hilft bei: Blasen- und Nierenbeschwerden. Als Desinfektions-mittel auch der ableitenden Harnwege. **Beschreibung:** Der nie-derliegende Strauch kommt hauptsächlich im Norden auf Moorboden und Heideland vor, aber auch in den Nadelwäldern der Alpen. Blätter ledrig; Blüten rosa; Früchte rot. Im Gegen-satz zur Preiselbeere fehlen bei Bärentraubenblättern die Drü-senpunkte auf der Unterseite. Verwendet werden die Blätter.
Wirkstoffe: Gerbstoff, Arbutin. **Zubereitung und Anwendung:** 1 Teel. Blätter mit 1 Tasse Wasser übergießen, 12–24 Std. ste-hen lassen, abseihen. 2–3 Tassen Tee pro Tag.
Im Handel erhältlich: Bärentraubenblätter *(Uvae ursi folium).*

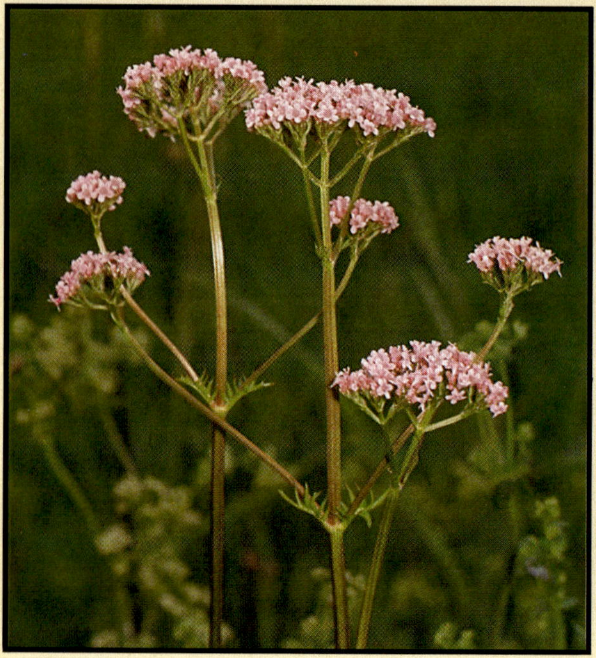

Baldrian

Valeriana officinalis

Hilft bei: Nervosität, Schlaflosigkeit, nervösem Herzklopfen. **Beschreibung:** Wächst auf feuchten Wiesen, in feuchten Wäldern. Der bis 1 m hohe Stengel trägt gegenständig gefiederte Blätter und doldenartige Blütenstände mit kleinen rötlichen oder weißen Blüten. Verwendet werden die Wurzeln. **Wirkstoffe:** Aetherisches Öl, Valepotriate. **Zubereitung und Anwendung:** 1–2 gehäufte Teel. Wurzel mit ¼ l Wasser 12 Std. kalt ausziehen, dem Badewasser zusetzen.
Im Handel erhältlich: Baldrianwurzel *(Valerianae radix)*, Baldriantinktur, Baldrianbadeextrakt.

Erntezeit: September–Oktober

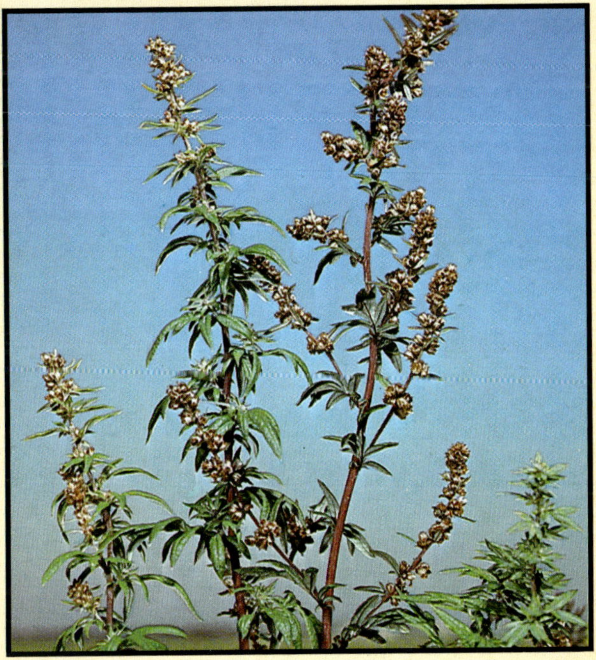

Beifuß

Artemisia vulgaris

Hilft bei: Magen-, Darm- und Gallestörungen, Appetitlosigkeit. **Beschreibung:** Wächst auf Schuttplätzen, an Wegrändern und im Gebüsch. Die bis zu 2 m hohe Staude mit oft rötlich angelaufenen Stengeln trägt im oberen Teil lange Rispen mit kleinen roten oder gelblichen Blütenkörbchen; Blätter oberseits kahl, unterseits weißfilzig, fiederspaltig mit gesägten Zipfeln. Verwendet wird das ganze Kraut. **Wirkstoffe:** Aetherisches Öl, Bitterstoffe. **Zubereitung und Anwendung:** 2 Teel. Beifußkraut mit ¼ l Wasser zum Sieden erhitzen, nach 5 Min. abseihen, 2–4 Tassen Tee pro Tag. (→ auch Seite 70)
Im Handel erhältlich: Beifußkraut *(Artemisiae vulgaris herba)*.

Erntezeit: Juli–August

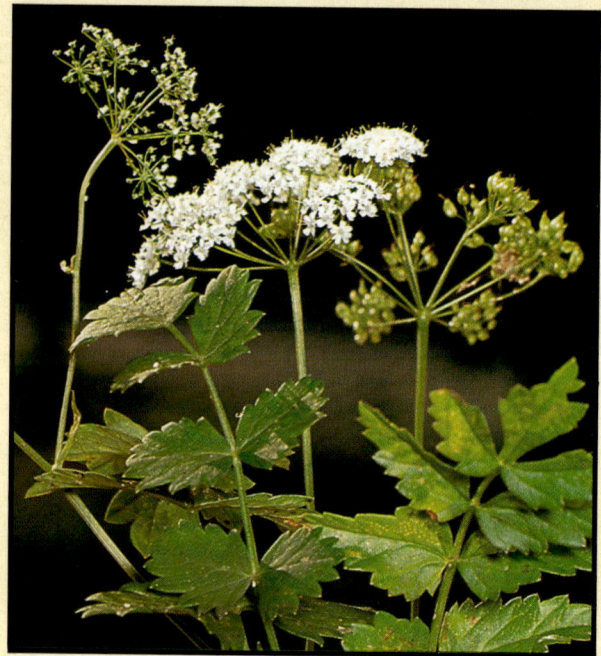

Bibernelle, Große und Kleine

Pimpinella major und *Pimpinella saxifraga*

Hilft bei: Husten, Heiserkeit, Bronchitis. **Beschreibung:** Wachsen auf Wiesen. Blätter gefiedert mit grob gezähnten Blättchen. Blüten weiß oder rosa; keine Hochblatthülle am Grunde der Dolde und Döldchen! Die Kleine Bibernelle wird bis 60 cm, die Große bis 1 m hoch. Verwendet wird die bockartig riechende Pfahlwurzel. **Verwechslungsmöglichkeit** mit giftigen Doldengewächsen → Seite 71. **Wirkstoffe:** Aetherisches Öl, Saponin, Gerbstoffe, Bitterstoffe. **Zubereitung und Anwendung:** 1–2 Teel. Wurzel mit ¼ l Wasser zum Sieden erhitzen, nach 5 Min. abseihen. 3 Tassen Tee pro Tag.
Im Handel erhältlich: Bibernellwurzel *(Pimpinellae radix)*.

Erntezeit: März–April und Sept.–Okt.   12

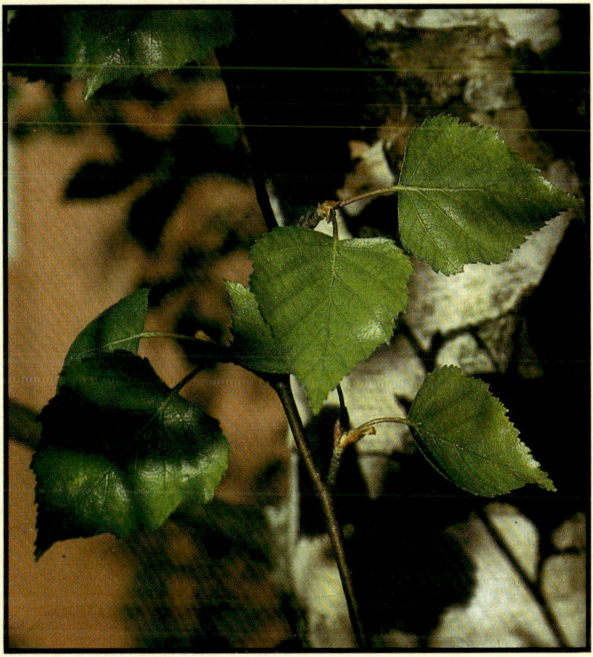

Birke, Hängebirke, Moorbirke

Betula pendula und *Betula pubescens*

Hilft bei: Wasserstauungen im Körper als mildes, nierenschonendes Diureticum, bei Blasen- und Nierenleiden. **Beschreibung:** Bäume mit weißer Stamm- und Astrinde und dreieckigen bis rhombischen, gesägten Blättern. Die Hängebirke wächst auf trockenem Boden, die Moorbirke an feuchten Standorten. Verwendet werden die Blätter. **Wirkstoffe:** Flavonoide, Saponine, Gerb- und Bitterstoffe, aetherisches Öl. **Zubereitung und Anwendung:** 2 Teel. Birkenblätter mit ¼ l siedendem Wasser übergießen, 10 Min. ausziehen, abseihen. 2–3 Tassen Tee pro Tag.

Im Handel erhältlich: Birkenblätter *(Betulae Folium)*.

Erntezeit: Mai–Juni

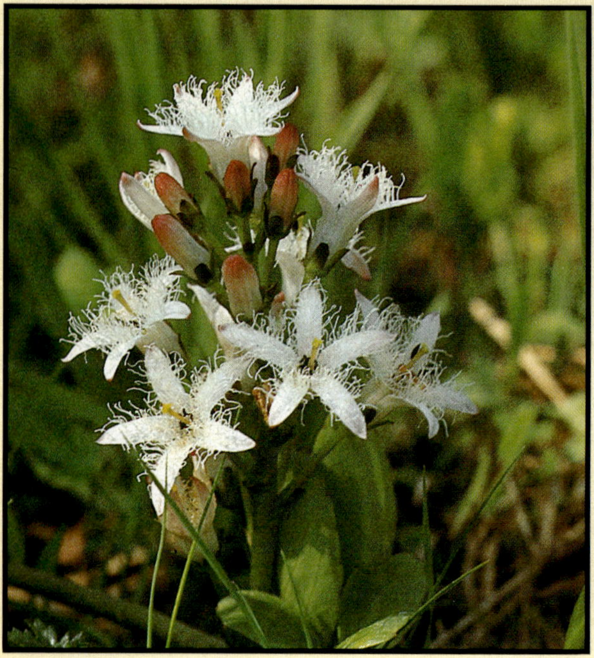

Bitterklee, Fieberklee

Menyanthes trifoliata

Hilft bei: Magen- und Darmbeschwerden, Appetitlosigkeit.
Beschreibung: Wächst nur an sumpfigen Stellen. Aus dickem
Wurzelstock entwickeln sich der 30 cm hohe Blühstengel und
langgestielte dreizählige Blätter, die verwendet werden. Blü-
tentrauben endständig, Blüten weiß bis rosarot. Blütezeit
April–Mai. **Wirkstoffe:** Bitterstoffe. **Zubereitung und Anwendung:** 1 Teel. Bitterkleeblätter mit 1 Tasse Wasser 1 Min.
kochen. Tee warm vor dem Essen trinken.
Im Handel erhältlich: Bitterkleeblätter *(Trifolii fibrini folium)*.

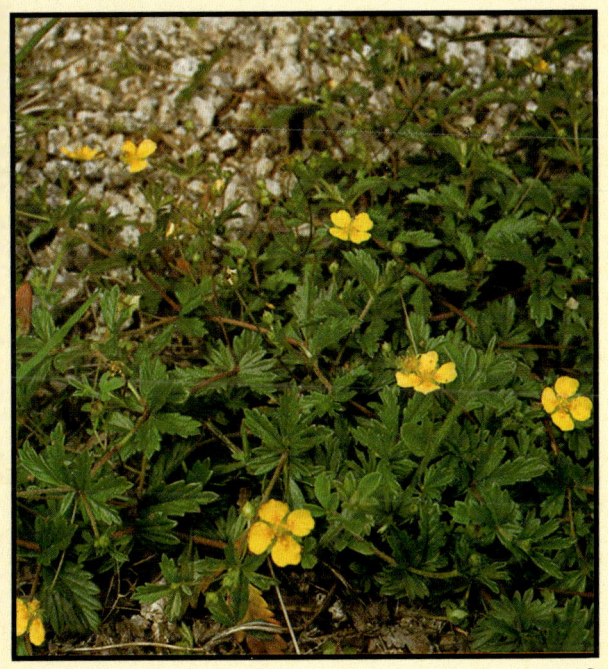

Blutwurz, **Tormentill**

Potentilla erecta (auch *Potentilla tormentilla*)

Hilft bei: Durchfällen, Blähungen (Tee); Entzündungen in Mund und Rachen (Gurgelmittel); Frostbeulen (Umschläge).
Beschreibung: Wächst auf sandigen Böden und feuchten Moorböden. Wird 5–20 cm hoch. Blüten gelb und vierzählig; Stengelblätter dreizählig; Grundblätter meist fünfzählig gefingert. Verwendet wird der Wurzelstock, der beim Anschneiden rot wird.
Wirkstoffe: Catechingerbstoffe, Tormentillrot. **Zubereitung und Anwendung:** 1–2 Teel. Wurzel mit ¼ l Wasser 15 Min. kochen. 3 Tassen Tee pro Tag. Auch zum Gurgeln, Spülen und für Umschläge unverdünnt.
Im Handel erhältlich: Blutwurz-Wurzel *(Tormentillae rhizoma)*.

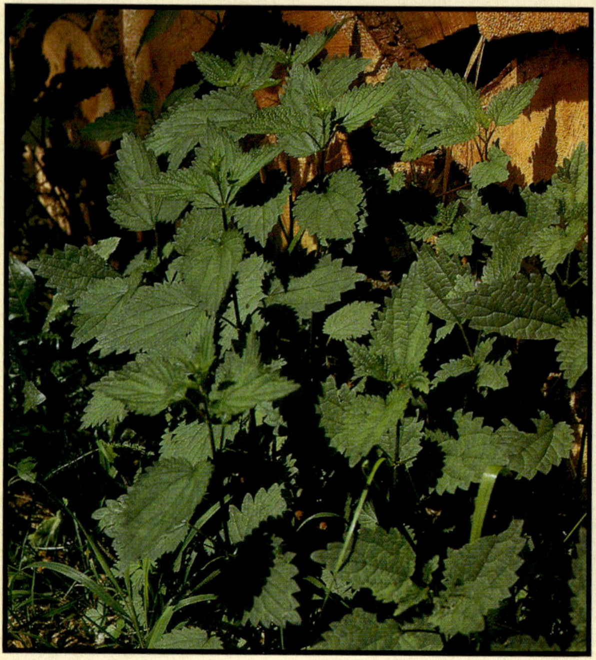

Brennessel, Große und Kleine

Urtica dioica und *Urtica urens*

Hilft bei: Rheuma und Gicht, Prostatabeschwerden. **Beschreibung:** Sowohl die Kleine als auch die Große Brennessel wachsen vornehmlich in der Nähe menschlicher Behausungen, in Gärten, an Zäunen, auf Schuttplätzen. Das Foto zeigt die Große Brennessel, doch auch die Kleine ist wirksam. Verwendet wird das Kraut. **Wirkstoffe:** Gerbsäure, Vitamine und Mineralstoffe. In den Brennhaaren ein Nesselgiftstoff. **Zubereitung und Anwendung:** 1–2 Teel. Brennesselkraut mit ¼ l Wasser 5 Min. kochen. 3x tägl. 1 Tasse Tee.
Im Handel erhältlich: Brennesselkraut *(Urticae herba)*, Brennnesselsaft.

Erntezeit: Mai–Juni

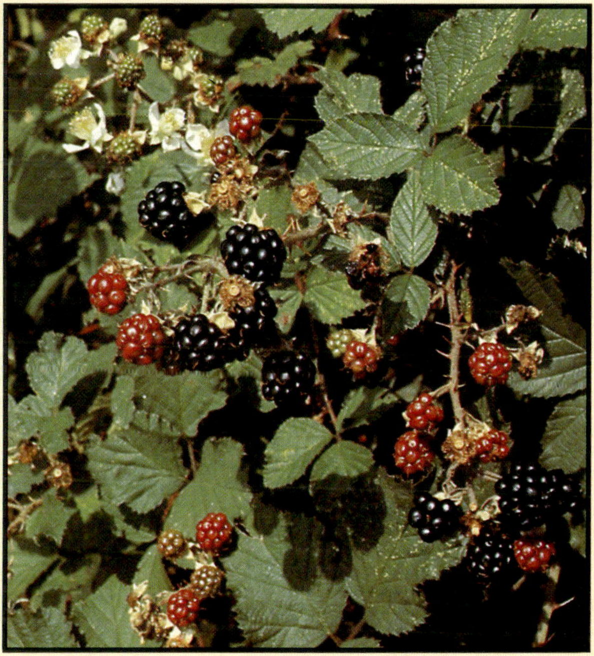

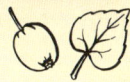

Brombeere

Rubus fruticosus

Hilft bei: Heiserkeit (Früchte), chronischem Durchfall (Blätter). **Beschreibung:** Dieser dornige Strauch wächst und wuchert an sonnigen Abhängen, Wegrändern, Waldrändern und auf Schuttplätzen. Aus weißen Blüten entwickeln sich zuerst rote, dann blauschwarze Sammelfrüchte, die Brombeeren. Verwendet werden Früchte und Blätter. **Wirkstoffe:** Früchte: Vitamine, Fruchtsäuren, Mineralien; Blätter: Gerbstoff, organische Säuren. **Zubereitung und Anwendung:** Fruchtsaft gläschenweise mehrmals tägl. (→ auch Seite 70)
Im Handel erhältlich: Brombeerblätter *(Rubi fruticosi folium)*, Brombeersaft, Marmelade.

Erntezeit: Mai–Juni und August–Oktober

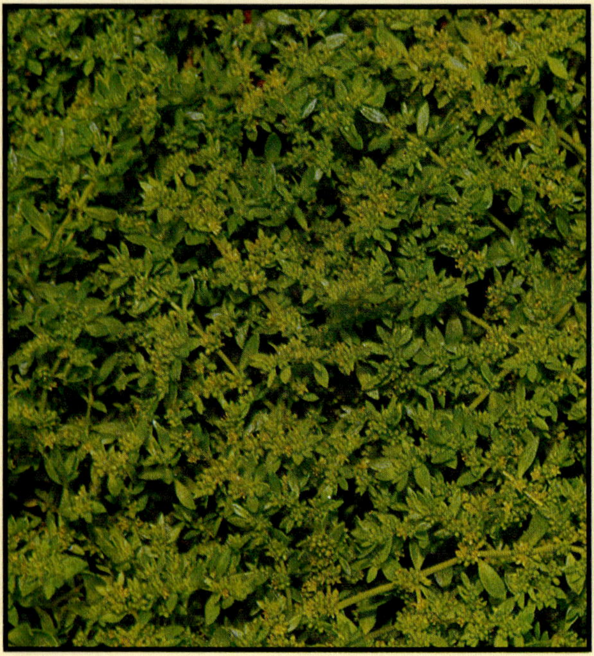

Bruchkraut

Herniaria glabra

Hilft bei: Husten, krampfartigen Nierenbeschwerden, Wasserstauungen. **Beschreibung:** Sehr häufig auf Wegen, Äckern, Schuttplätzen, Ödland. Das Bruchkraut liegt dem Boden flach an, bildet kahle Stengel aus, die mit kleinen, elliptischen Blättern besetzt sind. Grüngelbe Blüten, in Knäueln angeordnet, selten größer als 1 mm. Verwendet wird die ganze blühende Pflanze. **Wirkstoffe:** Saponine, Gerbstoffe, aetherisches Öl. **Zubereitung und Anwendung:** 2 Teel. Bruchkraut mit ¼ l siedendem Wasser übergießen, 10 Min. ziehen lassen, abseihen. 3 Tassen pro Tag.
Im Handel erhältlich: Bruchkraut *(Herniariae herba)*.

Erntezeit: Juni–September

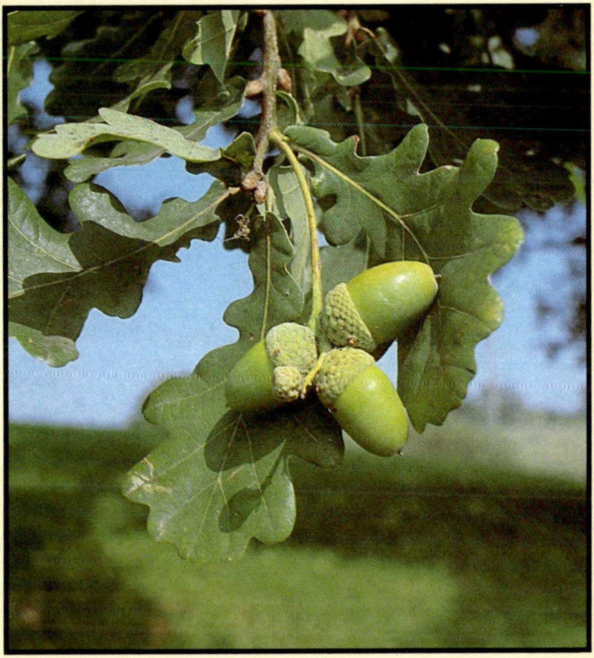

Eiche, Sommereiche, Wintereiche

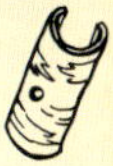

Quercus robur und *Quercus petraea*

Hilft bei: Durchfall, Hals- und Zahnfleischentzündung, Frostschäden, Hämorrhoiden, schlecht heilenden Wunden.
Beschreibung: Robuste, oft knorrige Bäume unserer Wälder. Verwendet wird die Rinde jüngerer Äste und Zweige, im Frühjahr geerntet. **Wirkstoffe:** Sehr reich an Gerbstoffen. **Zubereitung und Anwendung:** 1–2 gehäufte Teel. geschnittener Rinde mit ½ l kaltem Wasser übergießen, zum Sieden erhitzen, 3–5 Min. kochen, abseihen. 2 Tassen Tee pro Tag; Tee auch zum Gurgeln, Spülen und für Wundumschläge. Teil- und Sitzbäder: 2 Eßl. Rinde pro Liter Wasser.
Im Handel erhältlich: Eichenrinde *(Quercus cortex).*

Erntezeit: Frühjahr 19

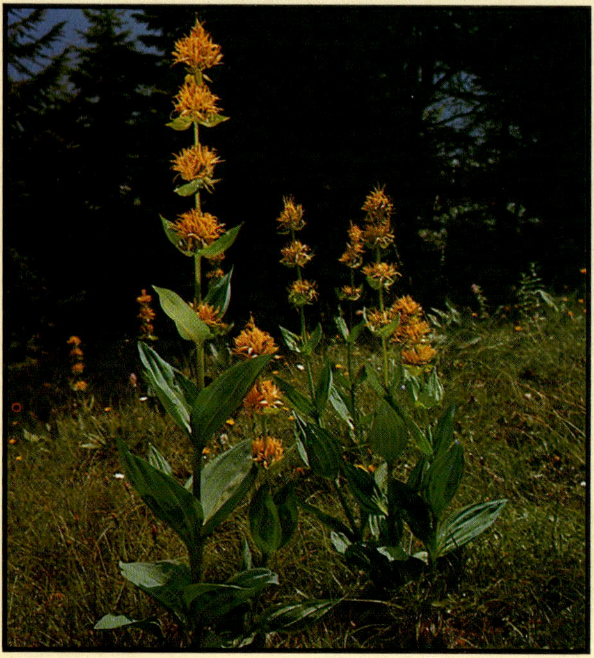

Enzian

Gentiana lutea und andere Enzian-Arten

Hilft bei: Appetitlosigkeit, bei Magen- und Darmbeschwerden, denen eine ungenügende Verdauungssaftsekretion zugrunde liegt (Völlegefühl). **Beschreibung:** Auf Kalkböden der Alpen kommt der gelbe Enzian vor, den die Abbildung zeigt. Aber auch andere Enziane liefern die arzneilich verwendete Enzianwurzel. Blätter gegenständig. Die Wurzel darf nicht gegraben werden; Enzian steht unter Naturschutz! Enzianwurzeln bekommt man in der Apotheke. **Wirkstoffe:** Bitterstoff. **Zubereitung und Anwendung:** 1 Teel. Enzianwurzel mit ¼ l Wasser übergießen, 5 Min. kochen. Vor den Hauptmahlzeiten mäßig warm trinken.

Im Handel erhältlich: Enzianwurzel *(Gentianae radix)*.

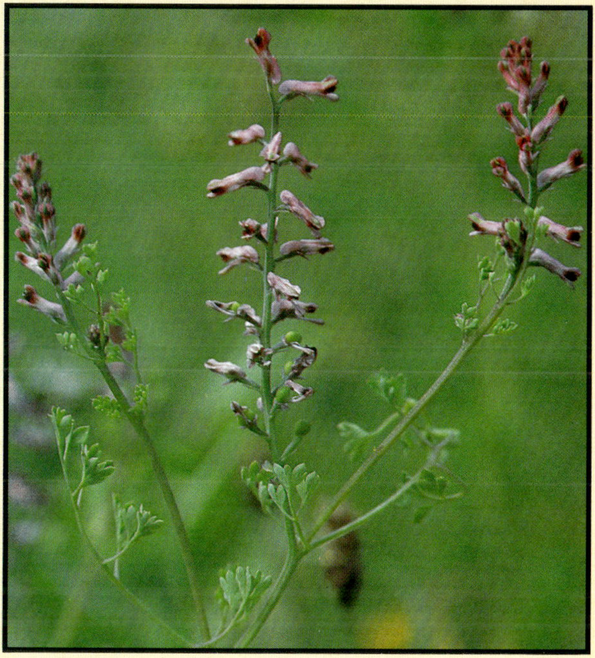

Erdrauch

Fumaria officinalis

Hilft bei: Gallenwegserkrankungen, akut und chronisch.
Beschreibung: Als Ackerunkraut wächst die einjährige Pflanze an Wegrändern, auf Schuttplätzen und in Gärten. Sie ist ein Mohngewächs, wird etwa 10–20 cm hoch, hat zarte doppelt gefiederte Laubblätter und kleine gespornte purpurrote, an der Spitze dunkler gefärbte Blüten und fast kugelige Früchtchen. Verwendet wird das ganze Kraut. **Wirkstoffe:** Mehrere Alkaloide (Fumarin). **Zubereitung und Anwendung:** 1 Teel. Erdrauch mit ¼ l Wasser übergießen, zum Sieden erhitzen, 10 Min. ziehen lassen, abseihen. Bei Bedarf bis zu 3 Tassen Tee pro Tag. Genau an die Dosierungsvorschrift halten!
Im Handel erhältlich: Erdrauchkraut *(Fumariae herba)*.

Erntezeit: Juni–Juli 21

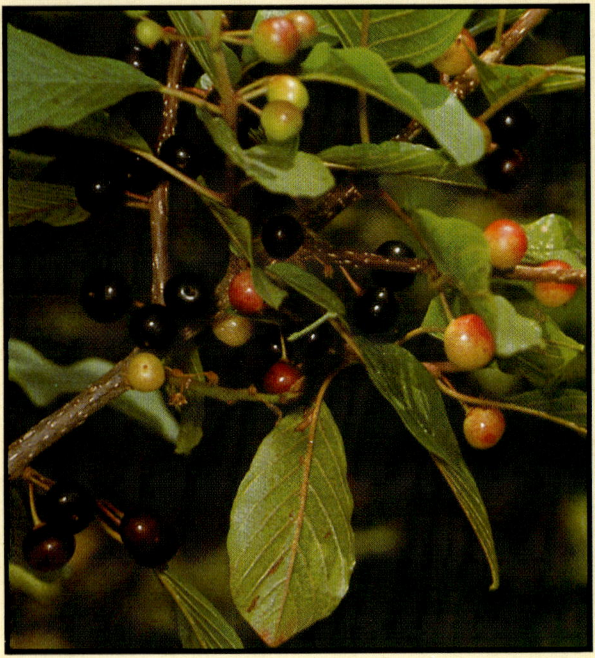

Faulbaum

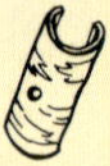

Rhamnus frangula (auch *Frangula alnus*)

Hilft bei: Stuhlverstopfung. **Beschreibung:** Wächst häufig in
Auwäldern, Erlenbrüchen, Hecken. Der baumartige Strauch
wird bis 6 m hoch und fällt auf durch die zahlreichen grauweißen
Lentizellen (Entlüftungsgewebe) auf der glatten, glänzenden
Außenrinde. Blätter mit schwach bogig nach vorne gekrümm-
ten Seitennerven. Aus den Blüten entwickeln sich zuerst rote,
dann schwarze Steinfrüchte. Genutzt wird die geschälte Rinde
(erst nach einem Jahr verwenden!). **Wirkstoffe:** Anthrachinon-
glykoside. **Zubereitung und Anwendung:** 1–2 Teel. Faulbaumrinde mit ¼ l kaltem Wasser übergießen, nach 12 Std. abseihen.
Bei Bedarf 1 Tasse Tee (abends).
Im Handel erhältlich: Faulbaumrinde *(Frangulae cortex)*.

Erntezeit: Frühjahr 22

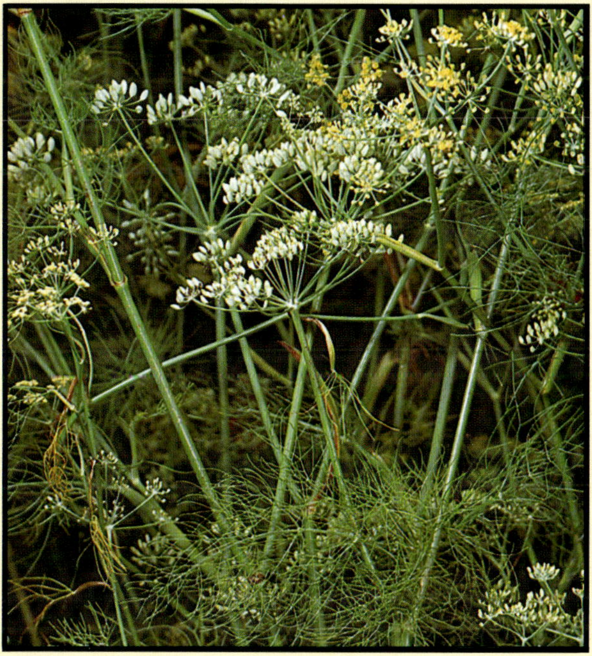

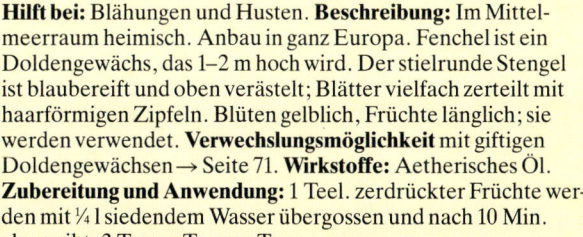

Fenchel

Foeniculum vulgare

Hilft bei: Blähungen und Husten. **Beschreibung:** Im Mittelmeerraum heimisch. Anbau in ganz Europa. Fenchel ist ein Doldengewächs, das 1–2 m hoch wird. Der stielrunde Stengel ist blaubereift und oben verästelt; Blätter vielfach zerteilt mit haarförmigen Zipfeln. Blüten gelblich, Früchte länglich; sie werden verwendet. **Verwechslungsmöglichkeit** mit giftigen Doldengewächsen → Seite 71. **Wirkstoffe:** Aetherisches Öl. **Zubereitung und Anwendung:** 1 Teel. zerdrückter Früchte werden mit ¼ l siedendem Wasser übergossen und nach 10 Min. abgeseiht. 3 Tassen Tee pro Tag.
Im Handel erhältlich: Fenchelfrüchte *(Foeniculi fructus)*, Fenchelhonig, Fenchelsaft.

Erntezeit: Juli–September   23

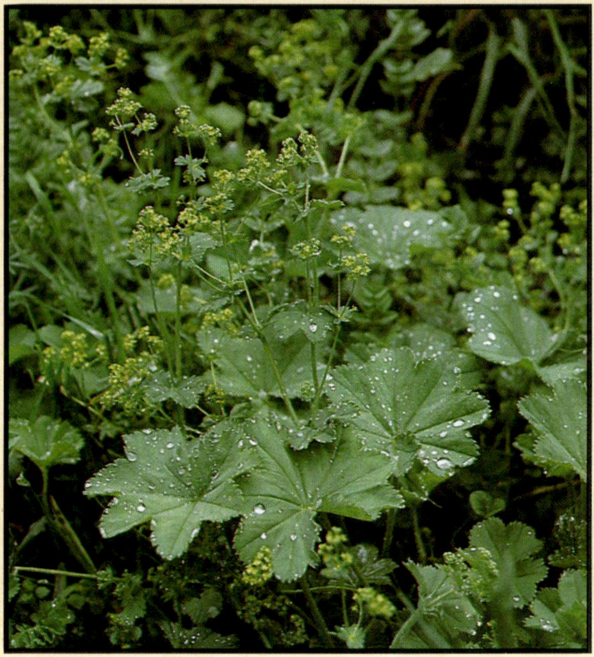

Frauenmantel

Alchemilla vulgaris

Hilft bei: Frauenleiden. **Beschreibung:** In Wäldern, auf Wiesen, in trockenen Gräben. Ausdauernde Staude mit 10–50 cm langen Blühtrieben, die kahl oder behaart beblättert sind. Blätter 7- bis 11lappig, im Umriß fast kreisrund, am Rande gezähnt. Blüten unscheinbar, gelbgrün. Verwendet wird das ganze Kraut. **Wirkstoffe:** Gerbstoffe, Bitterstoffe, aetherisches Öl. **Zubereitung und Anwendung:** Vor allem als Tee, oft zusammen mit Schafgarbe (→ Seite 52) zu gleichen Teilen; auch zu Scheidenwaschungen. 2 Teel. Kraut mit ¼ l siedendem Wasser übergießen, 10 Min. ausziehen, abseihen. 2 Tassen Tee pro Tag.
Im Handel erhältlich: Frauenmantelkraut *(Alchemillae herba)*.

Erntezeit: Frühjahr–Juli 24

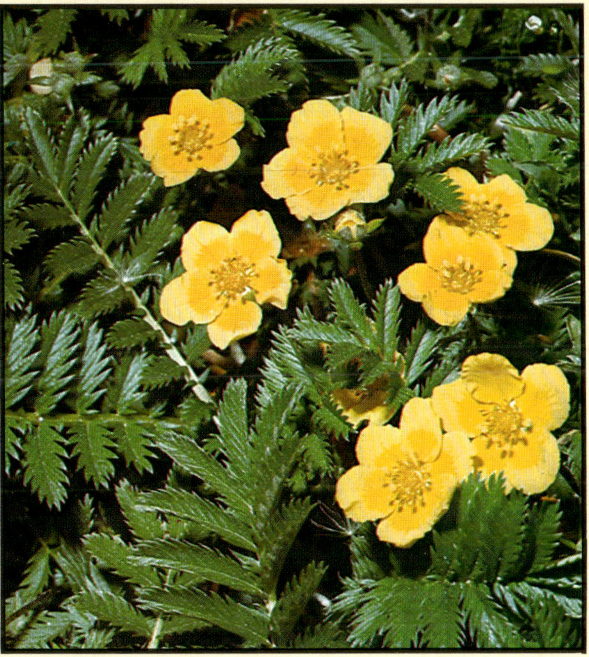

Gänsefingerkraut

Potentilla anserina

Hilft bei: Magenkatarrh, leichten Durchfällen. **Beschreibung:** Häufig an Wegrändern, auf Äckern und Ödland. Stengel kriechend, 20 cm lang. Unpaarige Fiederblätter am Rande scharf gesägt, unterseits weißfilzig behaart. Langgestielte Blüten goldgelb. Blütezeit Frühjahr–Sommer. Verwendet wird das ganze Kraut. **Wirkstoffe:** Gerbstoffe, Bitterstoffe. **Zubereitung und Anwendung:** 1–2 Teel. Kraut mit ¼ l kaltem Wasser übergießen, 5 Min. kochen. 3 Tassen Tee pro Tag.
Im Handel erhältlich: Gänsefingerkraut *(Anserinae herba)*.

Erntezeit: Mai–September

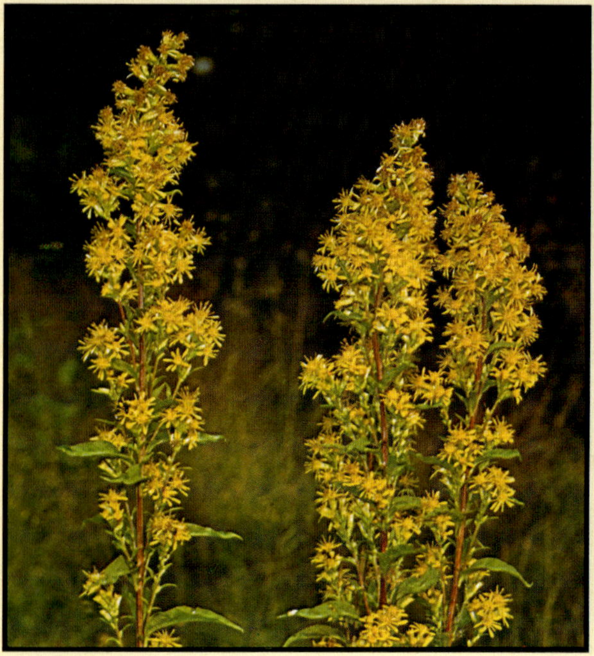

Goldrute

Solidago virgaurea

Hilft bei: Blasen- und Nierenentzündung, Schmerzen bei der Harnentleerung. **Beschreibung:** Blüht im Spätsommer und Herbst in lichten Wäldern, an Waldrändern und anderen sonnigen Stellen leuchtend goldgelb, wird bis zu 1 m hoch; Blütenrispe lang und schmal; Stengelblätter lanzettlich, in den geflügelten Blattstiel verschmälert. Verwendet wird das ganze Kraut. **Wirkstoffe:** Aetherisches Öl, Gerbstoff, Bitterstoff, Saponine. **Zubereitung und Anwendung:** 1–2 Teel. Kraut mit ¼ l kaltem Wasser übergießen, zum Sieden erhitzen, 2 Min. ziehen lassen. 3 Tassen Tee pro Tag.
Im Handel erhältlich: Goldrutenkraut *(Solidaginis herba)*.

Erntezeit: August–Oktober

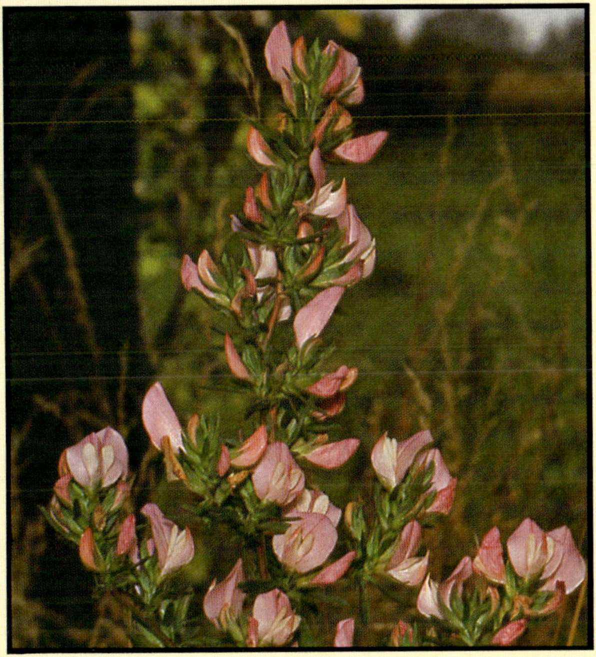

Hauhechel

Ononis spinosa

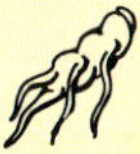

Hilft bei: Harnverhaltung (wassertreibend). **Beschreibung:** Die 20–60 cm hohe, holzige Staude kommt an trockenen, sonnigen Plätzen, an Wald-, Weg- und Ackerrändern vor. Seitenäste dornig; untere Blätter dreiteilig, obere meist ungeteilt; Schmetterlingsblüten rosa, 10–20 mm lang. Blütezeit Juni–August. Verwendet wird die 50 cm–1 m lange Pfahlwurzel. **Wirkstoffe:** Aetherisches Öl, Flavone, Triterpene, Onoid. **Zubereitung und Anwendung:** 2 Teel. Hauhechelwurzel mit ¼ l kaltem Wasser übergießen, 5 Min. kochen, 5 Min. ziehen lassen. 2–3 Tassen Tee pro Tag.

Im Handel erhältlich: Hauhechelwurzel *(Ononidis radix)*.

Erntezeit: September–Oktober

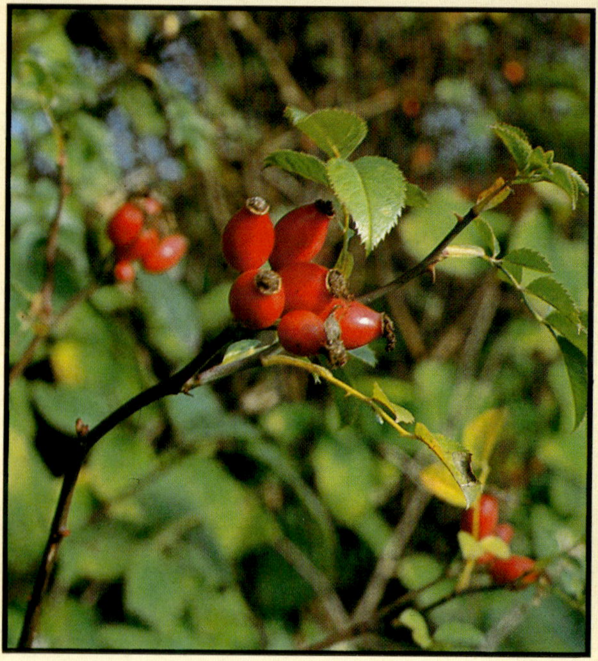

Heckenrose, Hagebutte

Rosa canina

Hilft bei: Erkältungskrankheiten und Fieber. **Beschreibung:** Häufig an Wegrändern, Bahndämmen, Böschungen und Waldrändern. Mittelgroßer Strauch mit gefiederten Blättern mit 5–7 gezähnten kahlen Blättchen; rosarote, ungefüllte Blüten, aus denen sich die leuchtendroten Hagebutten entwickeln, die mit und ohne Kerne verwendet werden. **Wirkstoffe:** Sehr viel Vitamin C, andere Vitamine, Mineralstoffe, Fruchtsäuren. **Zubereitung und Anwendung:** 1–2 Teel. Hagebutten mit ¼ l Wasser 10 Min. kochen. 3 Tassen Tee pro Tag. (→ auch Seite 71)
Im Handel erhältlich: Hagebutte mit (ohne) Samen *(Cynosbati fructus cum (sine) semine)*, Saft, Marmelade.

Erntezeit: September–November

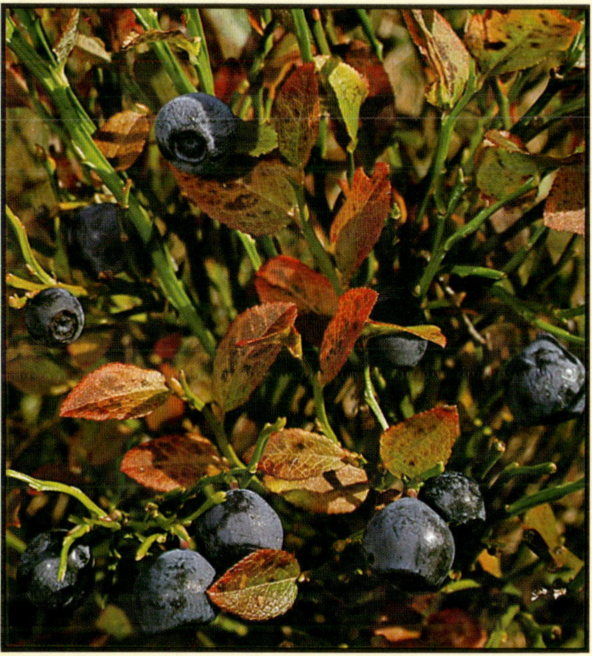

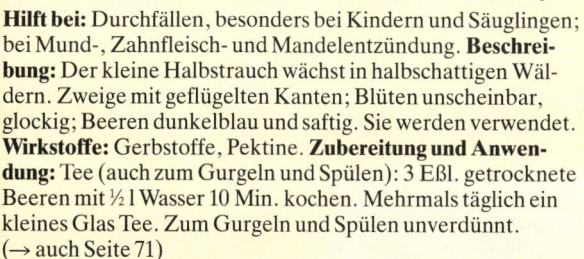

Heidelbeere, **Blaubeere, Schwarzbeere**

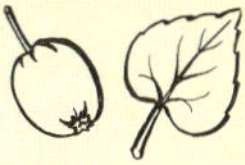

Vaccinium myrtillus

Hilft bei: Durchfällen, besonders bei Kindern und Säuglingen; bei Mund-, Zahnfleisch- und Mandelentzündung. **Beschreibung:** Der kleine Halbstrauch wächst in halbschattigen Wäldern. Zweige mit geflügelten Kanten; Blüten unscheinbar, glockig; Beeren dunkelblau und saftig. Sie werden verwendet. **Wirkstoffe:** Gerbstoffe, Pektine. **Zubereitung und Anwendung:** Tee (auch zum Gurgeln und Spülen): 3 Eßl. getrocknete Beeren mit ½ l Wasser 10 Min. kochen. Mehrmals täglich ein kleines Glas Tee. Zum Gurgeln und Spülen unverdünnt. (→ auch Seite 71)
Im Handel erhältlich: Getrocknete Heidelbeeren *(Myrtilli fructus)*, Heidelbeersaft; Heidelbeerblätter.

Erntezeit: Sommer und Herbst   **29**

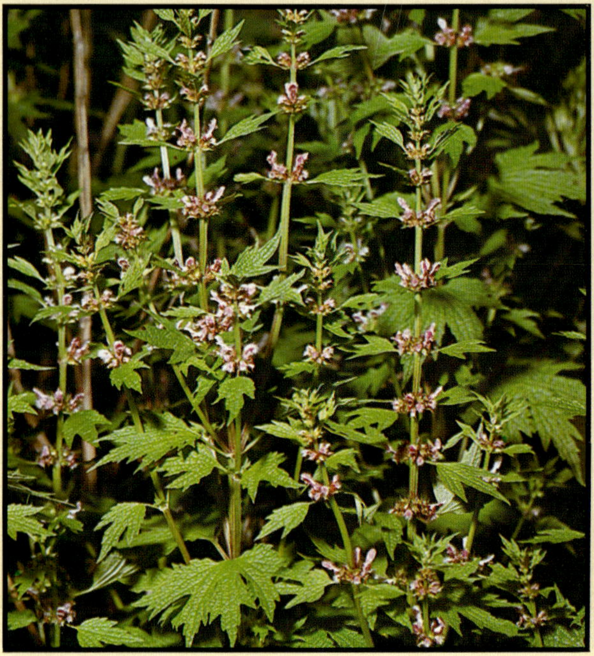

Herzgespann

Leonurus cardiaca

Hilft bei: Nervosität, Kreislaufstörungen, Herzschwäche, Schlaflosigkeit. **Beschreibung:** Vorkommen an Waldrändern, auf Schuttplätzen und Ödland. Bis zu 1 m hoher Lippenblütler mit weichbehaarten, handförmig zerteilten Blättern. Rote bis violette Blüten sind in Quirlen angeordnet. Blütezeit Juni–August. Verwendet wird das blühende Kraut. **Wirkstoffe:** Glykoside, Bitterstoffe, aetherisches Öl, Leonucardin. **Zubereitung und Anwendung:** 1–2 Teel. Herzgespannkraut mit ¼ l heißem Wasser übergießen, 10 Min. ziehen lassen. 2 Tassen Tee pro Tag.

Im Handel erhältlich: Herzgespannkraut *(Leonuri cardiacae herba)*.

Erntezeit: Juni–August

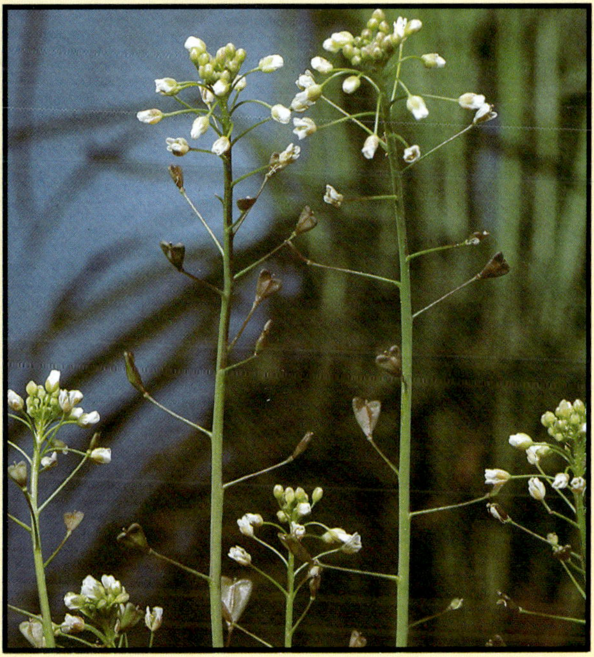

Hirtentäschel

Capsella bursa pastoris

Hilft bei: Blutungen (starker Regelblutung). **Beschreibung:**
Kommt überall vor, auf Äckern, Wiesen, Schuttplätzen, in
Gärten. Wird 10–60 cm hoch; Blätter fiederig zerteilt; Blüten
weiß, vierzählig, in einer blattlosen Traube; Früchte gestielt,
dreieckig- herzförmig. Blüht und fruchtet das ganze Jahr hin-
durch. Verwendet wird das ganze blühende Kraut. **Wirkstoffe:**
Acetylcholin, Cholin, Diosmin. **Anwendung und Zubereitung:**
2 Teel. Hirtentäschelkraut mit ¼ l heißem Wasser übergießen,
10 Min. ziehen lassen, abgießen. 2 Tassen Tee pro Tag.
Im Handel erhältlich: Hirtentäschelkraut *(Bursae pastoris
herba)*.

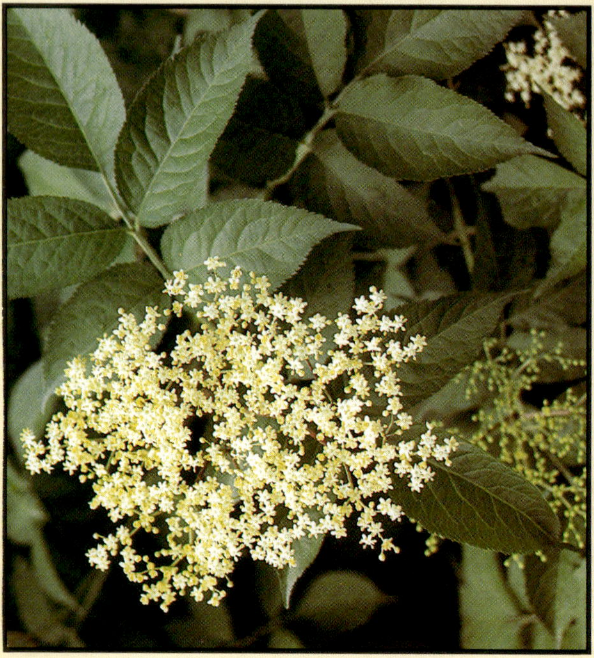

Holunder

Sambucus nigra

Hilft bei: Erkältungskrankheiten, auch zur Vorbeugung. **Beschreibung:** Wächst in Laub- und Auwäldern, an Wegrändern und als Hausbaum an bäuerlichen Gehöften. Wird bis 8 m hoch, mit hellgrau-brauner, längsrissiger Rinde, unpaarig gefiederten Blättern und markreichen Zweigen. Verwendet werden die weißen, in Scheindolden angeordneten Blüten. **Wirkstoffe:** Aetherisches Öl, Glykoside. **Zubereitung und Anwendung:** Als Schwitztee 3 Teel. Holunderblüten mit ¼ l sprudelndem Wasser übergießen, 10 Min. ziehen lassen, heiß trinken. Zur Vorbeugung halb so stark aufgießen.
Im Handel erhältlich: Holunderblüten *(Sambuci flos)*.

Erntezeit: Juni–Juli

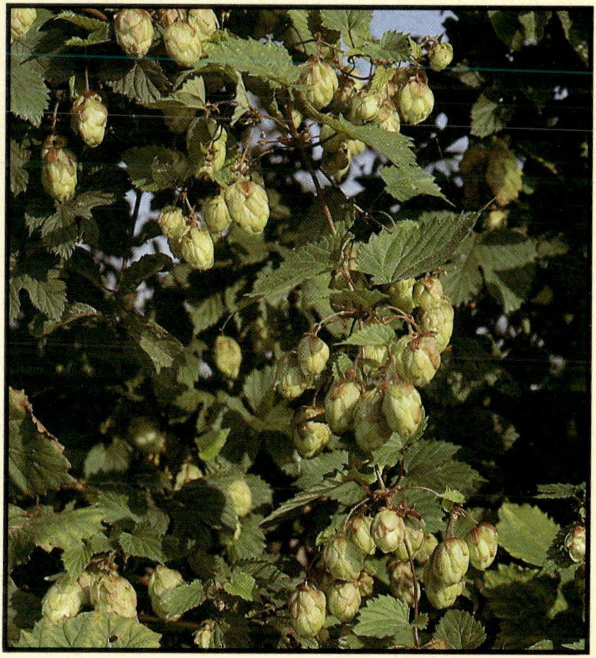

Hopfen

Humulus lupulus

Hilft bei: Nervöser Unruhe, Schlaflosigkeit, nervösen Magenbeschwerden. **Beschreibung:** In Gebüschen und an Waldrändern wächst der wilde Hopfen als strauchige Schlingpflanze, die bis zu 6 m hoch werden kann. Männliche und weibliche Blüten an verschiedenen Pflanzen. Genutzt werden die vor der völligen Reife geernteten Fruchtstände (Hopfenzapfen). **Wirkstoffe:** Lupulin, Harzsubstanzen, aetherisches Öl. **Zubereitung und Anwendung:** 1–2 Teel. Hopfenzapfen mit ¼ l heißem Wasser übergießen, 10 Min. ziehen lassen. 1–3 Tassen pro Tag.
Im Handel erhältlich: Hopfenzapfen *(Lupuli strobulus)*.

Erntezeit: September–Oktober

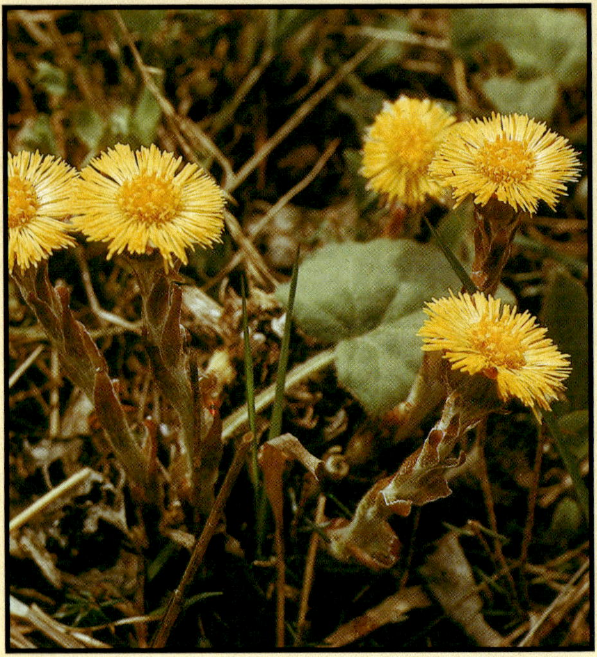

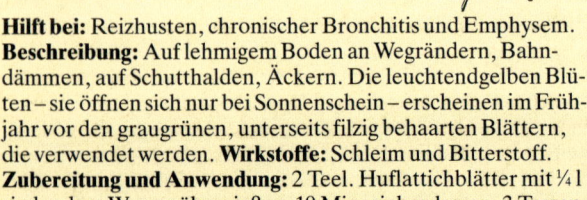

Huflattich

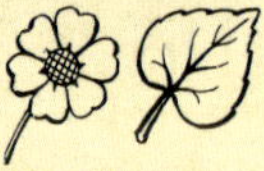

Tussilago farfara

Hilft bei: Reizhusten, chronischer Bronchitis und Emphysem.
Beschreibung: Auf lehmigem Boden an Wegrändern, Bahndämmen, auf Schutthalden, Äckern. Die leuchtendgelben Blüten – sie öffnen sich nur bei Sonnenschein – erscheinen im Frühjahr vor den graugrünen, unterseits filzig behaarten Blättern, die verwendet werden. **Wirkstoffe:** Schleim und Bitterstoff.
Zubereitung und Anwendung: 2 Teel. Huflattichblätter mit ¼ l siedendem Wasser übergießen, 10 Min. ziehen lassen. 3 Tassen Tee pro Tag. (→ auch Seite 72)
Im Handel erhältlich: Huflattichblätter *(Farfarae folium)* und Huflattichsaft; auch die Blüten werden gebraucht.

Erntezeit: April–Juni 34

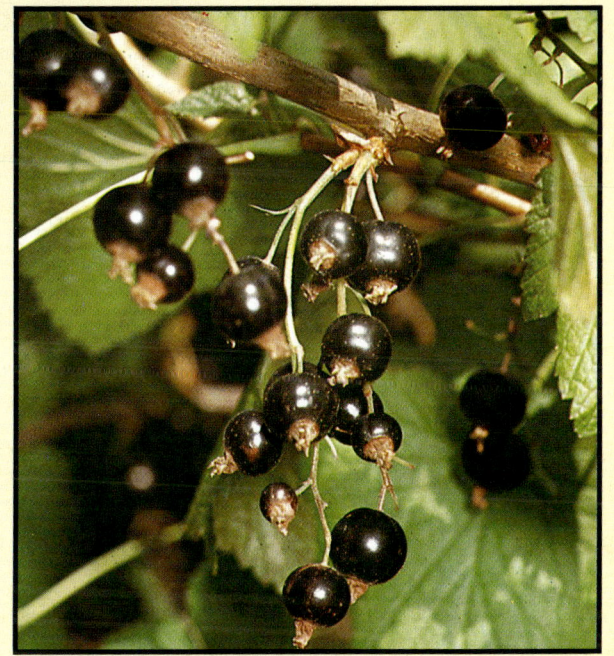

Johannisbeere, Schwarze
Ribes nigrum

Hilft bei: Chronischen und akuten Durchfällen, Blähungen, Vitaminmangel. **Beschreibung:** Wird viel in Gärten angebaut und ist dem Strauch der Roten Johannisbeere sehr ähnlich. Kommt aber auch wild in feuchten Wäldern und Erlenbrüchen vor. An den schwarzen Früchten, in Trauben angeordnet, und den gelben Drüsen an der Blattunterseite ist sie leicht zu erkennen. Verwendet werden die Früchte. **Wirkstoffe:** Gerbsäure, Vitamin C, schwarzer Farbstoff, Mineralstoffe. **Zubereitung und Anwendung:** Als Saft oder Süßmost mehrmals täglich 1 Gläschen.
Im Handel erhältlich: Schwarzer Johannisbeersaft, Marmelade, auch für Diabetiker; Johannisbeerblätter.

Erntezeit: Juli–August   35

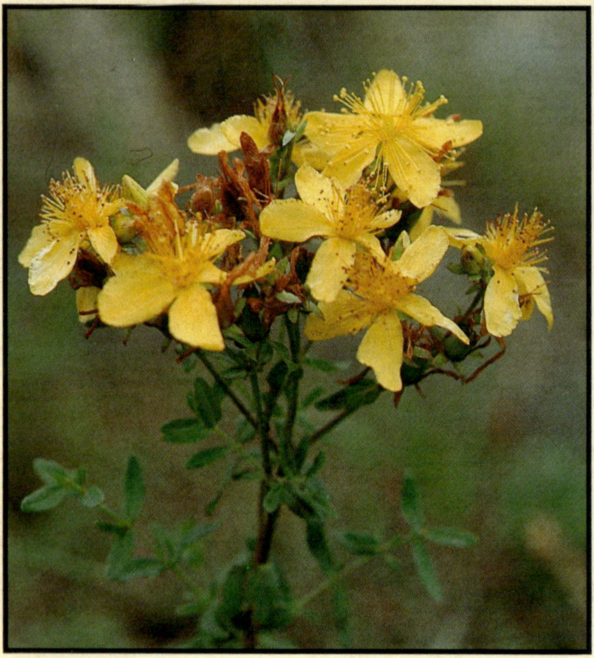

Johanniskraut, Hartheu

Hypericum perforatum

Hilft bei: Nervosität, leichten Depressionen. Bei Rheuma, Verstauchungen, schlecht heilenden Wunden. **Beschreibung:** Wächst auf trockenen Wiesen, an Weg- und Waldrändern. Blätter gegenständig, eiförmig, ganzrandig, mit durchscheinenden Punkten; Blüten gelb, werden beim Zerreiben rot. Blütezeit Juni–Juli. Verwendet wird das ganze blühende Kraut. **Wirkstoffe:** Aetherisches Öl, Harz, Gerbstoff, Hypericumrot. **Zubereitung und Anwendung:** 3 Teel. Johanniskraut mit ¼ l Wasser 1 Min. sieden lassen. 3 Tassen Tee pro Tag über 8 Wochen. (→ auch Seite 72)
Im Handel erhältlich: Johanniskraut *(Hyperici herba)*, -öl.

Erntezeit: Juni–Juli

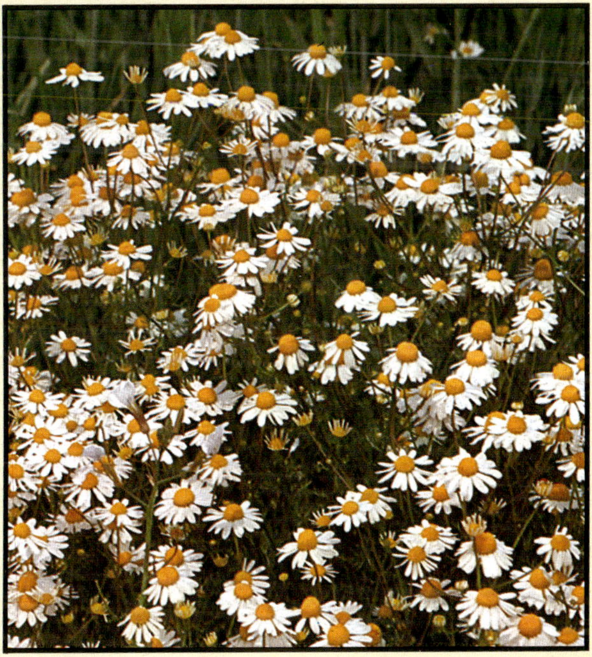

Kamille

Matricaria chamomilla

Hilft bei: Entzündungen (äußerlich und innerlich), Blähungen, krampfartigen Beschwerden im Verdauungstrakt. **Beschreibung:** Wächst an Wegrändern, auf Äckern und Brachland. Die Kamille wird 20–50 cm hoch; Blätter zwei- bis dreifach fiederteilig, die Blütenkörbchen – beim Zerreiben aromatisch riechend – mit hohem Körbchenboden. Verwendet werden die Blütenköpfchen (am 3.–5. Tag nach dem Aufblühen sammeln). **Wirkstoffe:** Aetherisches Öl mit Chamazulen und Bisabolol. **Zubereitung und Anwendung:** 1–2 Teel. Kamillenblüten mit ¼ l sprudelndem Wasser übergießen und 10 Min. ziehen lassen. (→ auch Seite 72) **Im Handel erhältlich:** Kamillenblüten *(Chamomillae flos)*.

Erntezeit: Mai–Juni 37

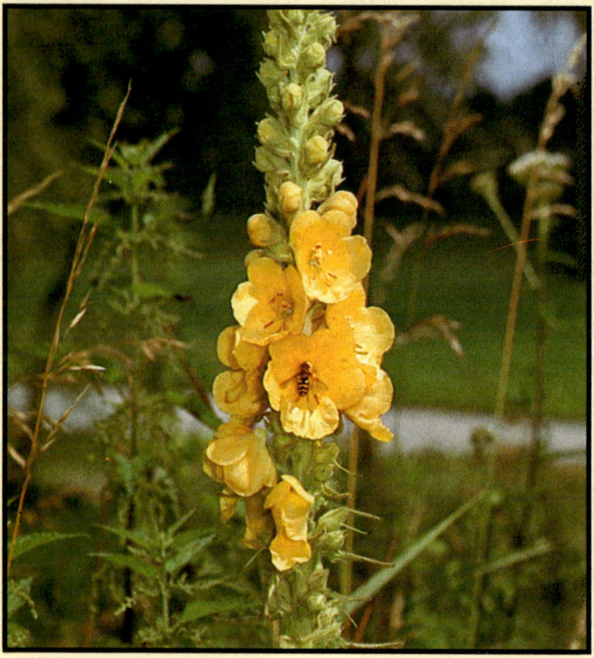

Königskerze, Wollblume

Verbascum phlomoides und *Verbascum thapsiforme*

Hilft bei: Husten und Verschleimung. **Beschreibung:** Beide Arten wachsen an steinigen, sonnigen Hügeln, werden bis 1,50 m hoch, sind filzig behaart und tragen leuchtendgelbe, fast sitzende Blüten an langen Blütenständen. Verwendet werden die Blüten (schnell an der Sonne oder künstlich bei 50–60° C trocknen). **Wirkstoffe:** Schleim, Saponin. **Zubereitung und Anwendung:** Teemischung mit Huflattich (→ Seite 34) zu gleichen Teilen: 1–2 Teel. Teemischung mit ¼ l heißem Wasser übergießen, 10 Min. ziehen lassen. 3 Tassen Tee pro Tag. **Im Handel erhältlich:** Wollblumenblüten *(Verbasci flos)* und in vielen Hustenteemischungen.

Erntezeit: Juli–August

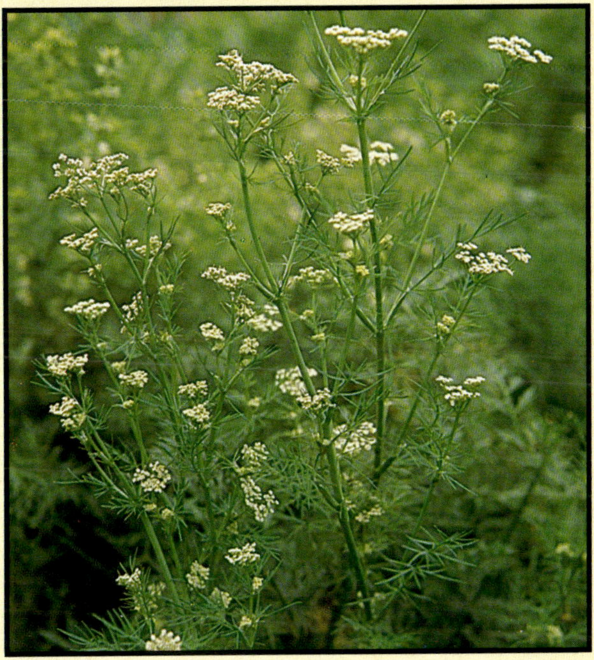

Kümmel

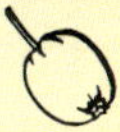

Carum carvi

Hilft bei: Blähungen, Magenbeschwerden. **Beschreibung:**
Kommt wild auf Wiesen, an Wald- und Wegrändern vor, wird in
Kulturen gezogen. Kümmel ist ein Doldengewächs mit 7 bis 10
Hauptstrahlen. Stengel stark verästelt, bis 1 m hoch, Blätter
doppelt fiederteilig. Blüten weißlich, Früchte gekrümmt; sie
werden verwendet. **Verwechslungsmöglichkeit** mit giftigen
Doldengewächsen → Seite 71. **Wirkstoffe:** Aetherisches Öl
(60% Carvon). **Zubereitung und Anwendung:** Kümmel ist die
wirksamste Heilpflanze gegen Blähungen. 1 Teel. zerdrückter
Früchte mit ¼ l siedendem Wasser übergießen und nach
10 Min. abseihen. 3 Tassen Tee pro Tag.
Im Handel erhältlich: Kümmelfrüchte *(Carvi fructus)*.

Erntezeit: Juli–September 39

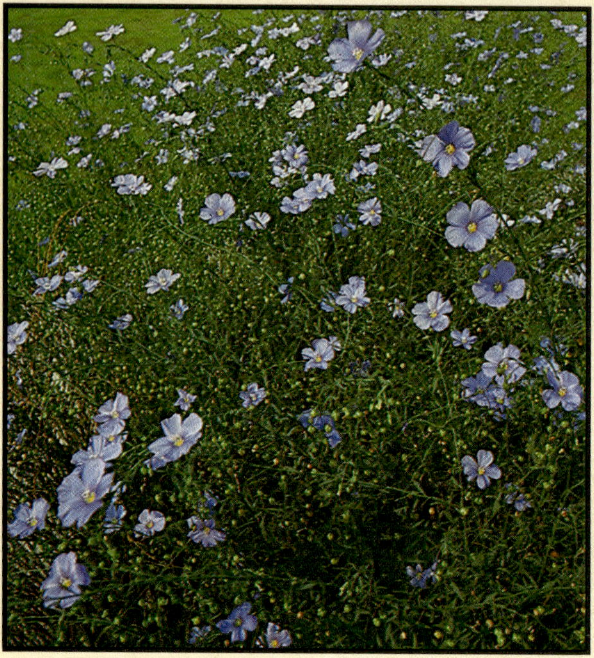

Lein, Flachs

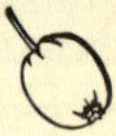

Linum usitatissimum

Hilft bei: Leichter Stuhlverstopfung, Magenschleimhautentzündung, Entzündungen in Mund und Rachen. **Beschreibung:** Wird feldmäßig angebaut. Auf Stengeln mit schmallanzettlichen Blättern entwickeln sich die blauen Blüten. Kapsel fünffächerig, kugelig mit länglichen, braunen Samen, die verwendet werden. **Wirkstoffe:** Fettes, Öl, Schleim, Linamarin. **Zubereitung und Anwendung:** Als Abführmittel 2x täglich zerquetschten oder grobgemahlenen Leinsamen: 1–2 Eßl. mit Wasser, Milch oder Fruchtsaft nehmen. Als Tee zum Trinken oder Gurgeln:1 Teel. mit ¼ l Wasser übergießen und kalt 20 Min. ausziehen.

Im Handel erhältlich: Leinsamen *(Lini semen)*.

Erntezeit: September   **40**

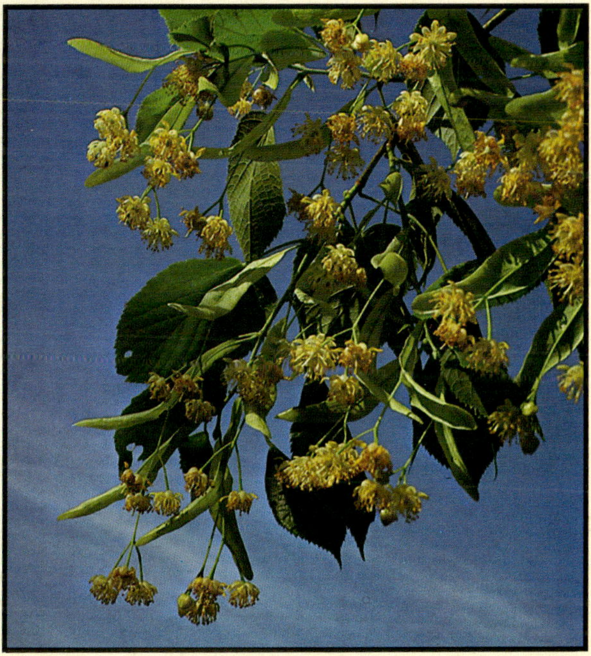

Linde, **Winterlinde, Sommerlinde**
Tilia cordata und *Tilia platyphyllos*

Hilft bei: Erkältungskrankheiten, auch zur Vorbeugung.
Beschreibung: Beide Linden-Arten, große, stattliche Bäume, kommen in ganz Europa in Parks, auf Dorfplätzen und am Waldrand vor. Verwendet werden die Blütenstände mit den gelblichen, pergamentartigen Hochblättern. Unmittelbar nach Blühbeginn ernten, schnell an der Luft trocknen. **Wirkstoffe:** Aetherisches Öl, Flavonoide. **Zubereitung undd Anwendung:** Schwitztee: 2 Teel. Lindenblüten mit ¼ l sprudelndem Wasser übergießen, 10 Min. ziehen lassen. Heiß trinken. Zur Vorbeugung halb so stark aufgießen, lauwarm trinken.
Im Handel erhältlich: Lindenblüten *(Tiliae flos)*.

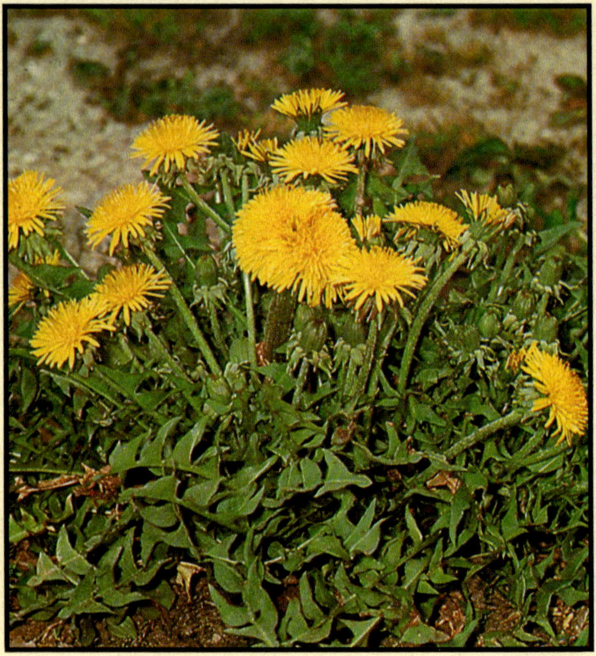

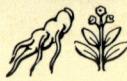

Löwenzahn

Taraxacum officinale

Hilft bei: Gestörter Galle-, Leber- und Nierenfunktion, Rheuma, Gicht. **Beschreibung:** Gelbblühender Korbblütler auf Wiesen, Feldern, Schuttplätzen, an Wegrändern. Verwendet werden Wurzel und Kraut. Blütezeit im Frühjahr. **Wirkstoffe:** Vitamine, Bitterstoffe, enzymatisch wirkende Substanzen. **Zubereitung und Anwendung:** 1 gehäufter Teel. Löwenzahn mit ¼ l kaltem Wasser übergießen, zum Sieden erhitzen. 3 Tassen Tee pro Tag über 4–8 Wochen.(→ auch Seite 73)
Im Handel erhältlich: Löwenzahnwurzel und -kraut *(Taraxaci radix cum herba)*.

Erntezeit: März–Mai

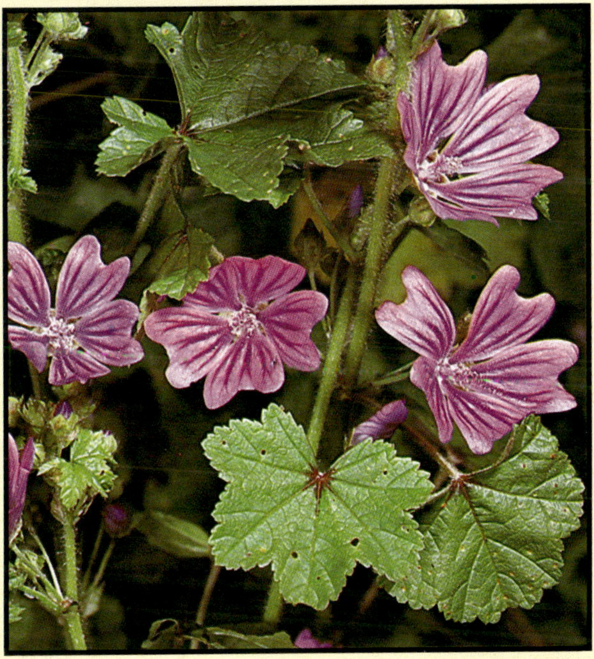

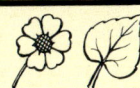

Malve

Malva sylvestris und andere Malvenarten

Hilft bei: Husten, Heiserkeit, Bronchitis. **Beschreibung:** Wächst an Weg- und Waldrändern, auf Schutthaufen und Äckern. Fällt auf durch die handförmig gelappten Blätter und ihre großen fünfzähligen, zumeist rosa bis violett gefärbten Blüten, die verwendet werden. **Wirkstoffe:** Schleim, wenig aetherisches Öl, wenig Gerbstoff. **Zubereitung und Anwendung:** Als Mischung zusammen mit Schlüsselblumenwurzel (→ Seite 53) zu gleichen Teilen: 2 Teel. der Teemischung mit ¼ l sprudelndem Wasser übergießen. Mit Honig süßen. 3 Tassen Tee pro Tag.

Im Handel erhältlich: Malvenblüten *(Malvae flos)* und -blätter.

Erntezeit: Juli–August

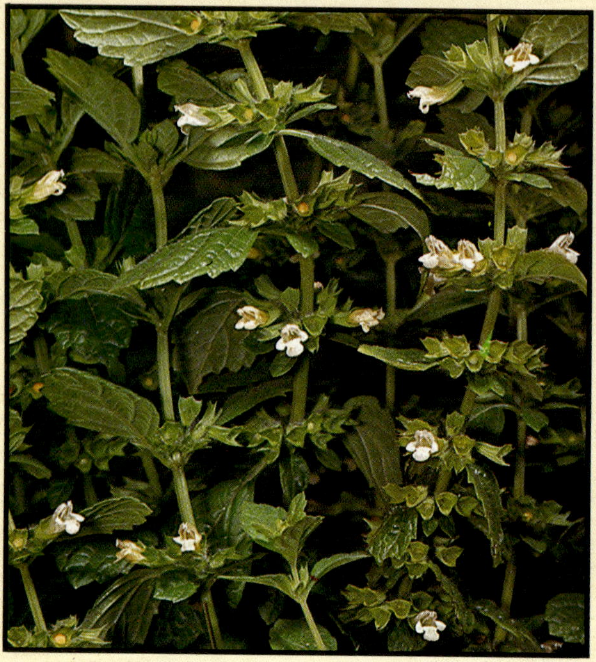

Melisse

Melissa officinalis

Hilft bei: Nervösen Magenbeschwerden, Erkältungen, Schlafstörungen, Abgespanntheit. **Beschreibung:** Heimat ist das östliche Mittelmeer, bei uns in Kulturen oder im Garten. Ausdauernde Staude, bis zu 1 m hoch. Vierkantiger Stengel verzweigt, eiförmige Blätter kreuzgegenständig, weißliche Lippenblüten in Büscheln in den Blattachseln. Verwendet werden die Blätter. **Wirkstoffe:** Aetherisches Öl. **Zubereitung und Anwendung:** 2 Teel. Melissenblätter mit ¼ l sprudelndem Wasser übergießen und zugedeckt 10 Min. ziehen lassen.
Im Handel erhältlich: Melissenblätter *(Melissae folium)*, Melissengeist und Melissensaft.

Erntezeit: Juli–August

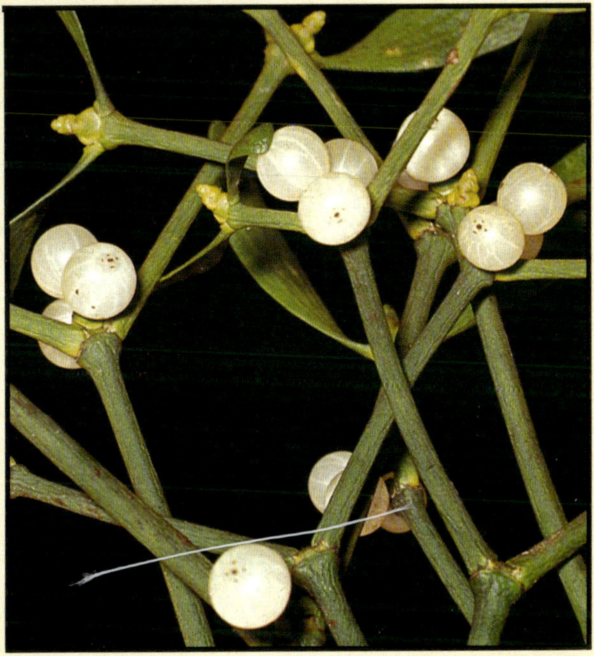

Mistel

Viscum album

Hilft bei: Herzbeschwerden älterer Leute mit leicht erhöhtem Blutdruck; zusammen mit Weißdorn (→ Seite 65) zur Kräftigung des Herzmuskels. **Beschreibung:** Wächst auf Nadelbäumen und weichholzigen Laubbäumen schmarotzend als immergrüner Busch mit ledrigen, spateligen Blättern, unscheinbaren Blüten und weiß-glasigen Früchten. Verwendet werden alle Teile der Pflanze. **Wirkstoffe:** Flavonoide, Saponine, Viscotoxine, Cholin, Acethylcholin. **Zubereitung und Anwendung:** 2 Teel. Mistel mit ¼ l kaltem Wasser übergießen, nach 10–12 Std. abseihen. 2 Tassen Tee pro Tag.
Im Handel erhältlich: Mistelkraut *(Visci herba)*.

Erntezeit: März–April

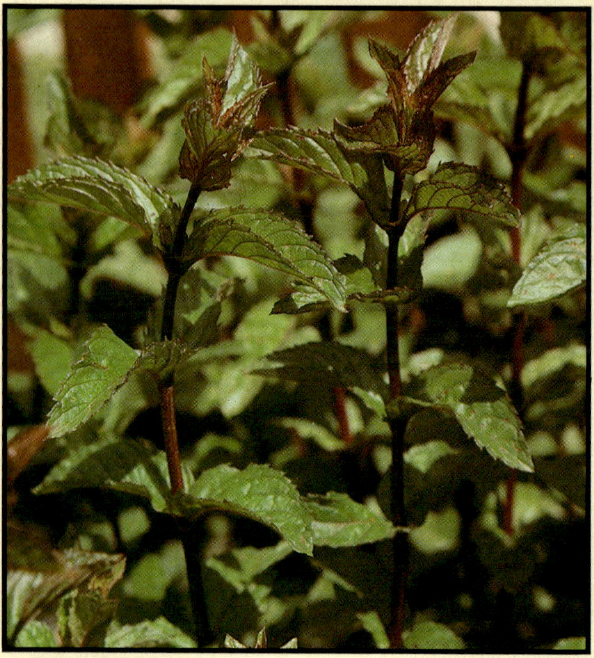

Pfefferminze

Mentha piperita

Hilft bei: Magen- und Darmbeschwerden mit Übelkeit und Erbrechen oder krampfartigen Schmerzen; bei Galleleiden.
Beschreibung: Als Kreuzung verschiedener Minzenarten nur in Kulturen gezogen. Vermehrung durch Ausläufer. Alle Teile riechen stark aromatisch. Stengel vierkantig, Lippenblüten weißlich, Blätter kreuzgegenständig; sie werden verwendet.
Wirkstoffe: Aetherisches Öl (Menthol), Bitterstoff, Gerbstoff.
Zubereitung undd Anwendung: 1 gehäufter Teel. Pfefferminzblätter mit ¼ l kochendem Wasser übergießen und zugedeckt 10 Min. ziehen lassen. Bei Bedarf 1 Tasse Tee.
Im Handel erhältlich: Pfefferminzblätter *(Menthae piperiatae folium)*, Pfefferminztropfen, Pfefferminzdrops und -bonbons.

Erntezeit: Juli–August

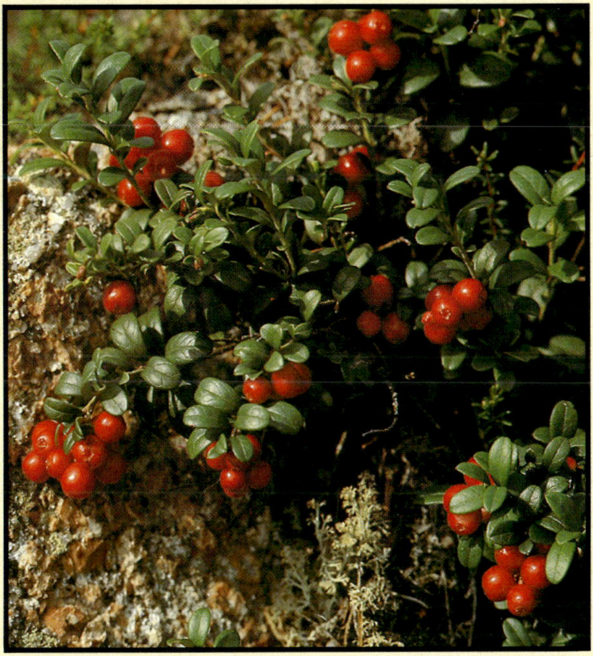

Preiselbeere

Vaccinium vitis-idaea

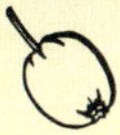

Hilft bei: Appetitlosigkeit (besonders der Kleinkinder).
Beschreibung: In Misch- und Nadelwäldern sowie Hochmooren. Immergrüner Zwergstrauch mit wechselständigen, glänzenden Blättern; aus hellrosaroten glockigen Blüten in endständiger, nickender Traube entwickeln sich kugelige, rote Beeren.
Wirkstoffe: Vitamine, Mineralstoffe, Fruchtsäuren, Pektin.
Zubereitung und Anwendung: Man kocht daraus ein Mus (→ Seite 73) und nimmt davon vor dem Essen 1–2 Teel. voll ein.
Im Handel erhältlich: Preiselbeermus und Preiselbeermarmelade.

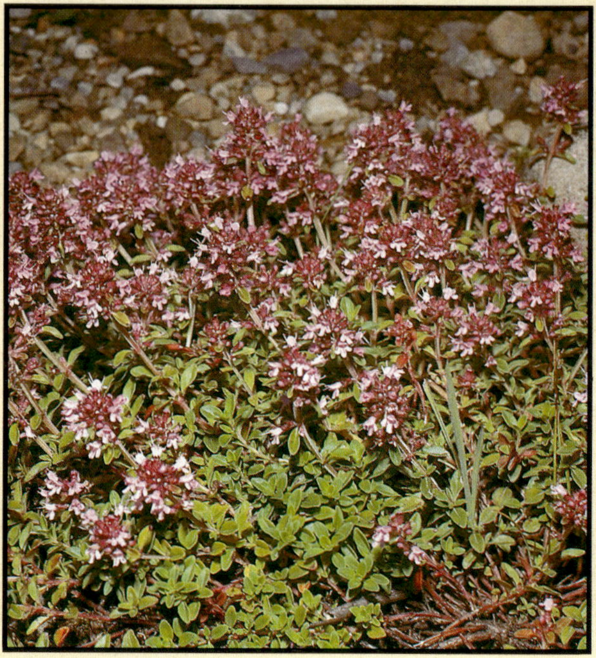

Quendel, **Bergthymian**

Thymus pulegioides

Hilft bei: Bronchialkatarrh, Reizhusten. **Beschreibung:** Rasiger Halbstrauch an trockenen und steinigen Orten, mit kriechenden Stengeln; Blütentriebe 2–15 cm hoch mit ovalen bis lanzettlichen, ganzrandigen, am Grunde langgewimperten Blättern und kleinen rosaroten Lippenblüten. Die ganze Pflanze riecht zerrieben stark aromatisch. Verwendet wird das ganze blühende Kraut. **Wirkstoffe:** Aetherisches Öl, wenig Gerbstoff, Bitterstoff. **Zubereitung und Anwendung:** 1–2 gehäufte Teel. Quendelkraut mit ¼ l sprudelndem Wasser übergießen. 3 Tassen Tee pro Tag.
Im Handel erhältlich: Quendelkraut *(Pulegioides herba)*.

Erntezeit: Mai–August 48

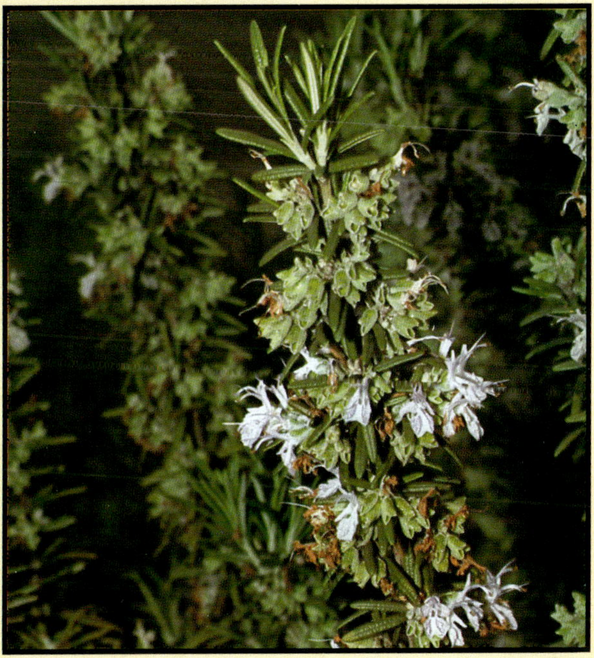

Rosmarin
Rosmarinus officinalis

Hilft bei: Kreislaufstörungen, Erschöpfungszuständen, niedrigem Blutdruck. **Beschreibung:** Kommt im Mittelmeerraum vor und wird bei uns in Gärten und Kulturen gezogen. Holziger Kleinstrauch mit immergrünen, nadelartigen, oberseits dunkelgrünen, unterseits weißfilzigen Blättern, die verwendet werden. Lippenblüten hellviolett. **Wirkstoffe:** Aetherisches Öl, Gerbstoffe. **Zubereitung und Anwendung:** Hauptsächlich als Bad. 50 g Droge in 1 l Wasser aufkochen, 30 Min. ziehen lassen und dem Bad beifügen. Innerlich als Rosmarinwein, 2 Gläschen pro Tag.
Im Handel erhältlich: Rosmarinblätter *(Rosmarini folium),* Rosmarinwein.

Erntezeit: Juni–August 49

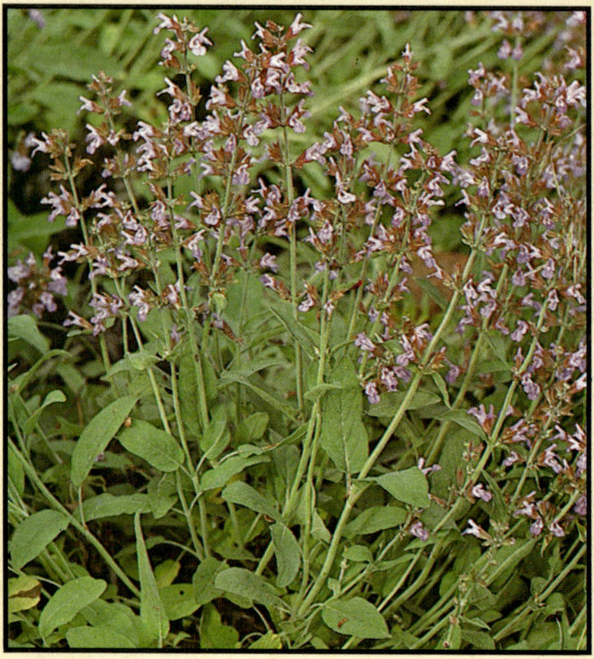

Salbei

Salvia officinalis

Hilft bei: Entzündungen im Mund und Rachen (Gurgelmittel); übermäßiger Schweißabsonderung (Tee). **Beschreibung:** Kultiviert und verwildert in der Nähe von Gärten. 20–30 cm hoher Halbstrauch, unten holzig, mit vierkantigem Stengel; Blätter länglich-eiförmig, gegenständig, runzlich, dicht kurzbehaart. Blüten hellblau bis violettblau. Verwendet werden die Blätter. **Wirkstoffe:** Aetherisches Öl, Gerbstoffe. **Zubereitung und Anwendung:** Als Gurgelmittel: 1 Teel. Salbeiblätter mit ¼ l sprudelndem Wasser übergießen, 20 Min. ziehen lassen. Als Tee: Doppelt so stark aufbrühen; 2 Tassen Tee pro Tag. Auch als Gewürz verwendbar.

Im Handel erhältlich: Salbeiblätter *(Salviae folium)*.

Erntezeit: Juni–August

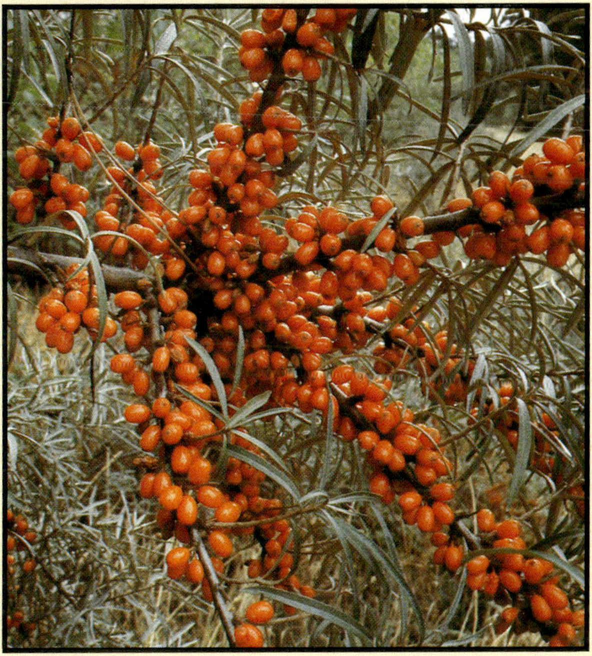

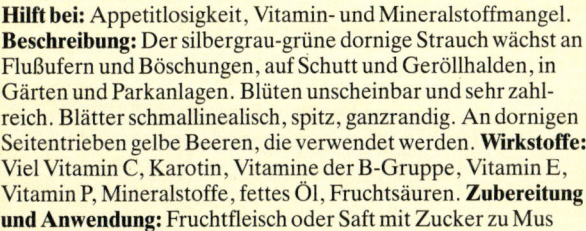

Sanddorn

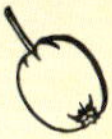

Hippophae rhamnoides

Hilft bei: Appetitlosigkeit, Vitamin- und Mineralstoffmangel. **Beschreibung:** Der silbergrau-grüne dornige Strauch wächst an Flußufern und Böschungen, auf Schutt und Geröllhalden, in Gärten und Parkanlagen. Blüten unscheinbar und sehr zahlreich. Blätter schmallinealisch, spitz, ganzrandig. An dornigen Seitentrieben gelbe Beeren, die verwendet werden. **Wirkstoffe:** Viel Vitamin C, Karotin, Vitamine der B-Gruppe, Vitamin E, Vitamin P, Mineralstoffe, fettes Öl, Fruchtsäuren. **Zubereitung und Anwendung:** Fruchtfleisch oder Saft mit Zucker zu Mus verarbeiten oder Mischgetränken beigeben.
Im Handel erhältlich: Sanddornsaft, -mus, -marmelade.

Erntezeit: September–Oktober

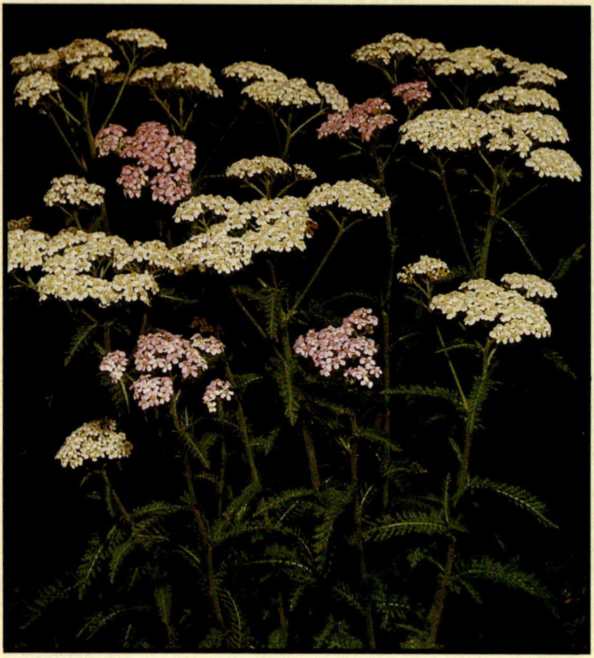

Schafgarbe

Achillea millefolium

Hilft bei: Frauenbeschwerden, Magen-, Galle-, Darmbeschwerden, Appetitlosigkeit. **Beschreibung:** Wächst sehr häufig auf trockenen Wiesen, Triften und an Wegrändern. Doldenartig angeordnete Blütenkörbchen, meist weiß, gelegentlich rosarot, fein zerteilte Blätter. Verwendet wird das ganze Kraut. **Wirkstoffe:** Bitterstoffe, Azulenogene, Chamazulen. **Zubereitung und Anwendung:** 1–2 Teel. Schafgarbenkraut mit ¼ l sprudelndem Wasser übergießen, nach 10 Min. abseihen. 3 Tassen Tee pro Tag. (→ auch Seite 73)
Im Handel erhältlich: Schafgarbenkraut *(Millefolii herba)*, Schafgarbensaft.

Erntezeit: Juni–September

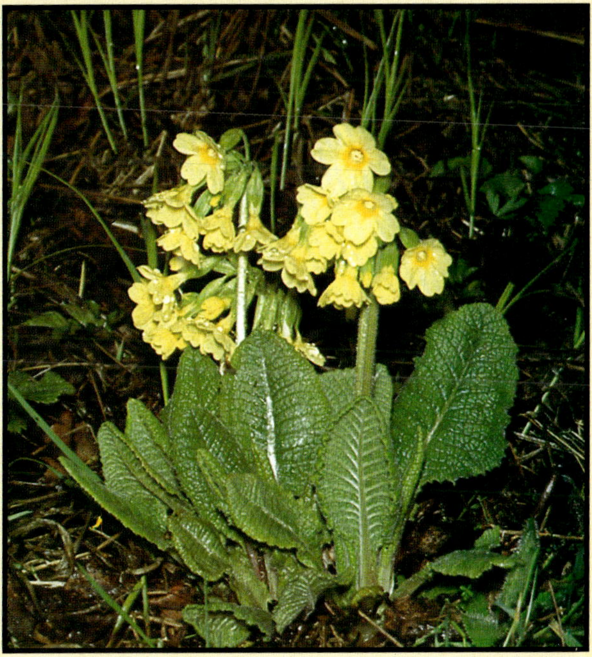

Schlüsselblume, Primel
Primula veris und *Primula elatior* 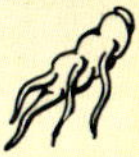

Hilft bei: Festsitzendem Husten. **Beschreibung:** Auf Wiesen und in Wäldern blühen oft schon im März die goldgelben Schlüsselblumen. Blüten doldig an aufrechtem Stiel angeordnet, länglich-eiförmige Blätter grundständig. Verwendet werden die Wurzeln. Man braucht eine Sammelgenehmigung (Landratsamt). **Wirkstoffe:** Saponin. **Zubereitung und Anwendung:** 1 Teel. Wurzel mit ¼ l Wasser zum Sieden erhitzen, 5 Min. ziehen lassen. 2–3 Tassen Tee pro Tag.
Im Handel erhältlich: Schlüsselblumenwurzel *(Primulae radix)*, auch Blüten.

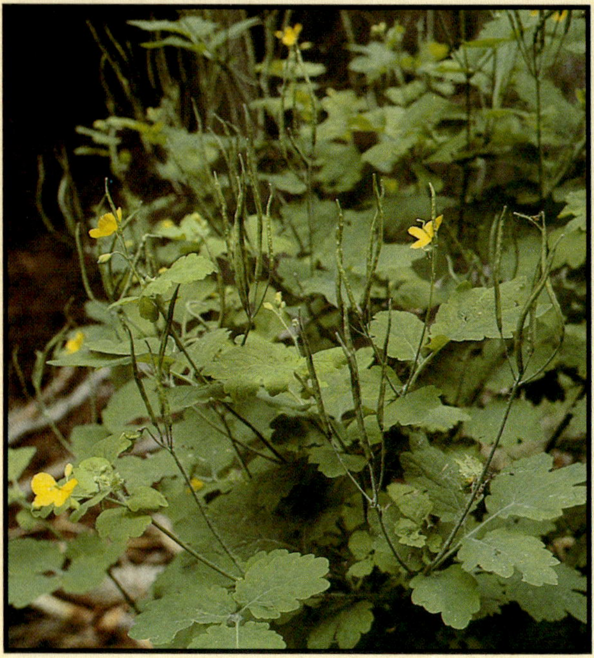

Schöllkraut

Chelidonium majus

Hilft bei: Magen- und Darmbeschwerden, Gallestauung. **Beschreibung:** Wächst vornehmlich in der Nähe menschlicher Behausungen an Hecken, Wegen, alten Mauern. Es blüht während der ganzen warmen Jahreszeit. Blüten gelb, vierzählig, Blätter blaugrün. Gelber Milchsaft in allen Teilen. Verwendet wird das blühende Kraut; nicht länger als 1 Jahr lagern. **Wirkstoffe:** Alkaloide. **Zubereitung und Anwendung:** 1 gehäuften Teel. Schöllkraut mit 1 Tasse heißem Wasser übergießen, 10 Min. ziehen lassen. 2 Tassen Tee (warm trinken) pro Tag, kurmäßig über 3 Wochen. Nicht überdosieren – genau an die Dosierungsvorschrift halten!
Im Handel erhältlich: Schöllkraut *(Chelidonii herba)*.

Erntezeit: Mai–Juli

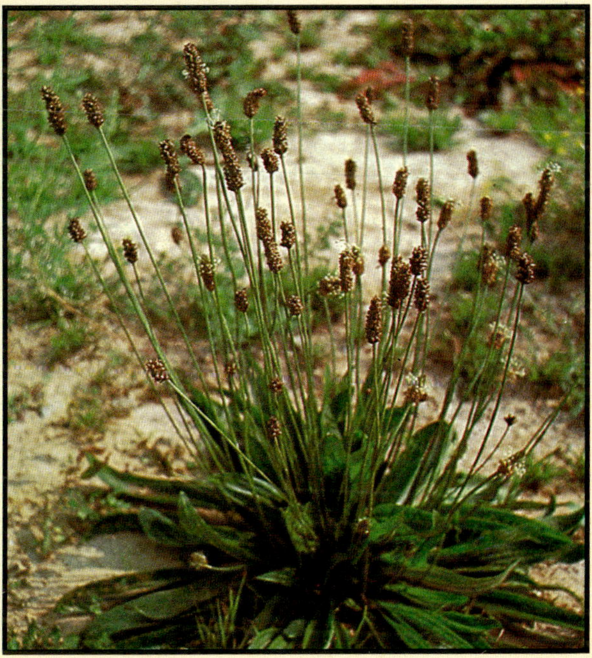

Spitzwegerich
Plantago lanceolata

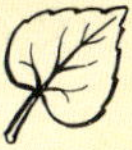

Hilft bei: Husten, auch Keuchhusten. **Beschreibung:** Wächst an Wegrändern, auf Brachland und trockenen Wiesen. Er fällt auf durch die schmalen, längsgerippten Rosettenblätter und die kurzen Blütenstände an der Spitze eines aufrechten Stengels. Verwendet werden die Blätter. **Verwechslung:** Mit anderen ebenfalls wirksamen Wegericharten. **Wirkstoffe:** Gerbstoff, Schleim, Aucubin. **Zubereitung und Anwendung:** 1–2 Teel. Spitzwegerichblätter mit ¼ l sprudelndem Wasser übergießen, 15 Min. ziehen lassen. 2–3 Tassen Tee pro Tag.
Im Handel erhältlich: Spitzwegerichblätter *(Plantaginis lanceolatae folium)*, Spitzwegerichsaft.

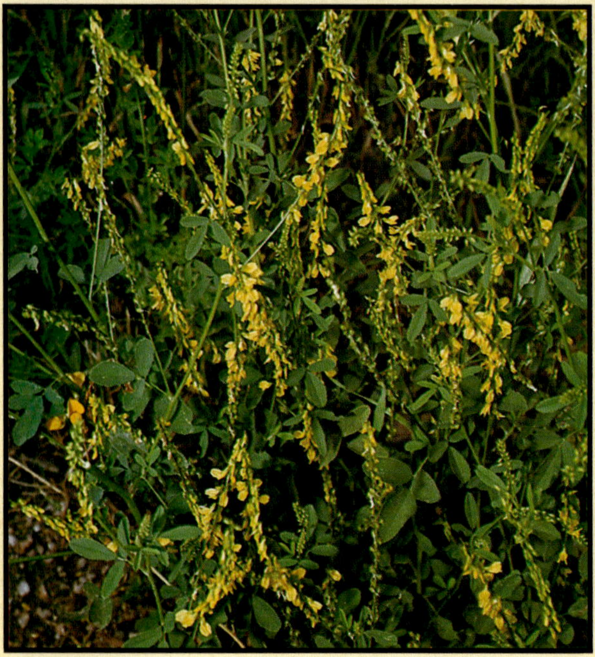

Steinklee

Melilotus officinalis

Hilft bei: Krampfadern, Hämorrhoiden, Husten. Außerdem für erweichende Umschläge zu verwenden. **Beschreibung:** Wächst überall auf kiesigen Plätzen und Schutthalden, wird über 1 m hoch; Blätter dreiteilig mit elliptischen, gezähnten Blättchen; Blütenstände traubig, reichblütig mit gelben Schmetterlingsblüten. Verwendet werden die blühenden Krautspitzen (Blätter und Blüten). **Wirkstoffe:** Cumarin, Melilotin, Gerbstoffe, Harz, Flavone. **Zubereitung und Anwendung:** 1–2 Teel. Steinkleekraut mit ¼ l heißem Wasser übergießen, 5 Min. ziehen lassen. Unverdünnt zu Umschlägen; morgens und abends 1 Tasse Tee.

Im Handel erhältlich: Steinkleekraut *(Meliloti herba)*.

Erntezeit: Juni–August

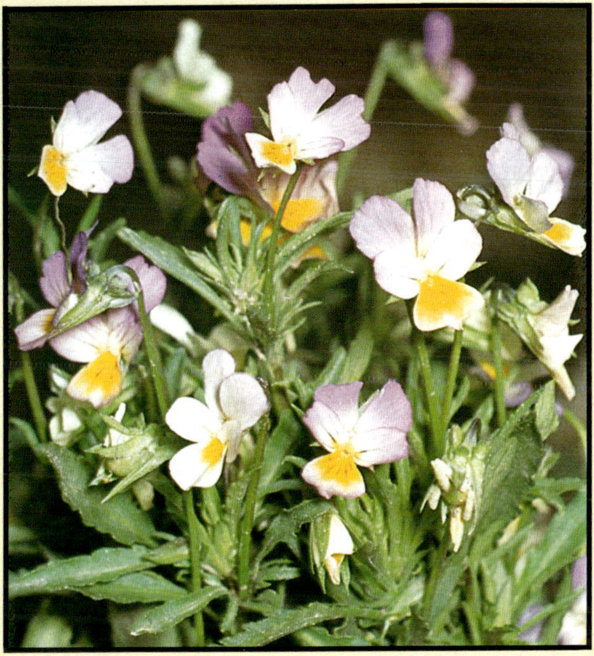

Stiefmütterchen

Viola tricolor

Hilft bei: Hautunreinheiten, Milchschorf der Kinder, Akne, trockenem Husten. **Beschreibung:** Wächst auf Äckern, Wiesen, Gartenland und wird bis zu 35 cm hoch. Blüten gelblichweiß oder violett. Verwendet wird das ganze Kraut. Gebündelt an der Luft trocknen. **Wirkstoffe:** Saponine, Flavone (Rutin), Methylsalicylatglykosid, Kalk- und Magnesiumsalz. **Zubereitung und Anwendung:** 2 Teel. Stiefmütterchenkraut mit ¼ l heißem Wasser übergießen, 10 Min. ziehen lassen. 3 Tassen Tee pro Tag.

Im Handel erhältlich: Stiefmütterchenkraut *(Violae tricoloris herba)*.

Erntezeit: Mai–August

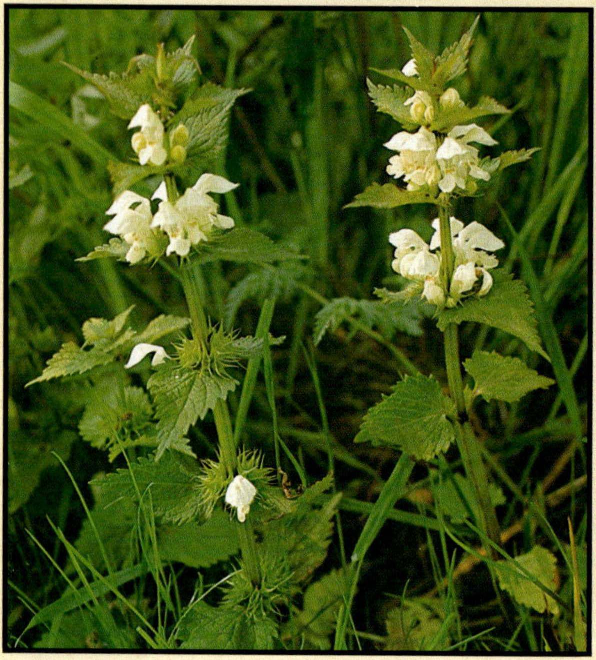

Taubnessel, Weiße

Lamium album

Hilft bei: Schmerzhafter Periode. **Beschreibung:** Wächst an Hecken, Feldrändern und auf Ödland. Wird 20–40 cm hoch und besitzt einen vierkantigen Stengel, an dem die Blätter kreuzgegenständig und die weißen Lippenblüten quirlförmig angeordnet sind. Verwendet werden die weißen Blüten (im Schatten trocknen). **Verwechslung:** Mit Hohlzahnarten, die aber nie rein weiß blühen. **Wirkstoffe:** Aetherisches Öl, Saponine, Gerbstoffe, Flavonglykoside. **Zubereitung und Anwendung:** 1–2 Teel. Taubnesselblüten mit ¼ l Wasser aufkochen und 5 Min. ziehen lassen. 3 Tassen Tee pro Tag. (→ auch Seite 74) **Im Handel erhältlich:** Weiße Taubnesselblüten *(Lamii albi flos)*.

Erntezeit: Mai–August

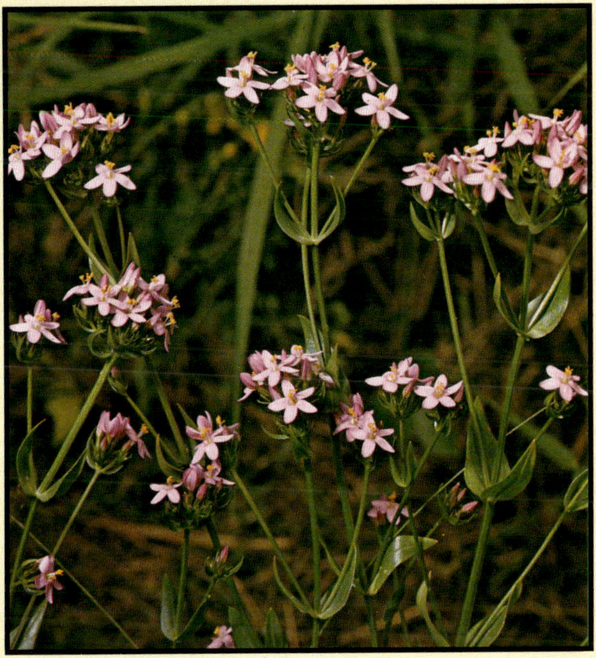

Tausendgüldenkraut

Centaurium minus (auch *Erythraea centaurium*)

Hilft bei: Magen-, Darm-, Gallebeschwerden, Appetitlosigkeit. **Beschreibung:** Wächst auf feuchten Wiesen und in lichten Waldungen. Der vierkantige Stengel wird 10–50 cm hoch, Stengelblätter stehen kreuzgegenständig. Die roten sternförmigen Blüten, die sich nur bei Sonnenschein öffnen, sind in Doldenrispen angeordnet. Verwendet wird das ganze Kraut (an der Luft trocknen). **Wirkstoffe:** Bitterstoffe. **Zubereitung und Anwendung:** 1–2 Teel. Tausendgüldenkraut in ¼ l kaltem Wasser ansetzen, nach 10 Std. abseihen. Vor dem Essen lauwarm trinken.
Im Handel erhältlich: Tausendgüldenkraut *(Centaurii herba)*.

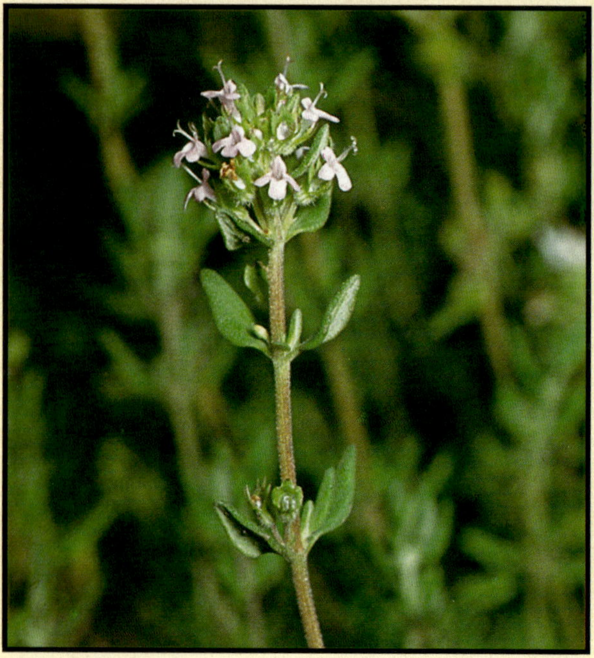

Thymian, Römischer Quendel

Thymus vulgaris

Hilft bei: Bronchitis, Reizhusten, Appetitmangel. **Beschreibung:** Zierlicher, aufrechter, kleiner Strauch, der im Mittelmeerraum heimisch ist und bei uns in Gärten gezogen wird. 10–25 cm hoch. Blätter kreuzgegenständig, elliptisch, unterseits weißfilzig. Die kleinen Lippenblüten sind rosa- bis lilafarben, die ganze Pflanze riecht stark aromatisch. Verwendet werden die Krautspitzen mit Blüten; an der Luft trocknen. **Wirkstoffe:** Aetherisches Öl, etwas Gerbstoff. **Zubereitung und Anwendung:** 1 Teel. Thymian mit ¼ l Wasser übergießen, zum Sieden erhitzen, abseihen. 3 Tassen pro Tag.
Im Handel erhältlich: Thymiankraut *(Thymi herba)*.

Erntezeit: Juli–August

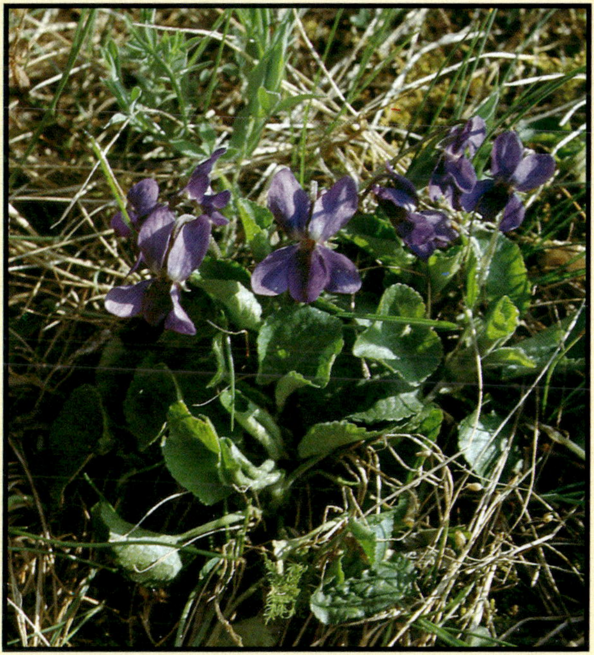

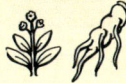

Veilchen, Wohlriechendes

Viola odorata

Hilft bei: Halsentzündung, Bronchitis, festsitzendem Husten.
Beschreibung: Kommt überall an Zäunen, Hecken und Waldrändern vor. Der Wurzelstock bildet eine Rosette gestielter,
herzförmiger Blätter aus, aus deren Mitte die Blütenstiele entspringen, Ausläufer bildend. Blüten veilchenblau, duftend.
Verwendet wird das ganze Kraut. Verwechslung möglich mit
duftlosen Veilchen oder mit solchen, die einen beblätterten
Stengel besitzen. **Wirkstoffe:** Saponine, aetherisches Öl. **Zubereitung und Anwendung:** 2 Teel. Veilchenkraut mit ¼ l Wasser
übergießen, zum Sieden erhitzen, 5 Min. ziehen lassen, abseihen. Unverdünnt zum Gurgeln; 2–3 Tassen Tee pro Tag.
Im Handel erhältlich: Veilchenkraut *(Violae odoratae herba)*.

Erntezeit: März–April 61

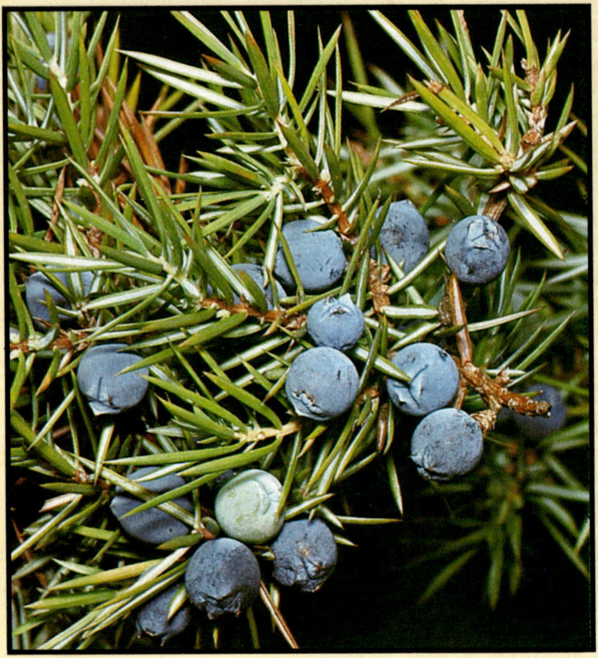

Wacholder

Juniperus communis

Hilft bei: Rheuma, Gicht, Gelenkerkrankungen, schlechter Verdauung, Appetitlosigkeit. **Beschreibung:** Als Strauch oder kleiner Baum auf Heide- und Moorboden, auf Steppenheidehängen. Nadeln zu dreien angeordnet. Blüten unscheinbar, Früchte reifen im dritten Jahr: blauschwarze 6–10 mm große kugelige Beerenzapfen, die verwendet werden. **Wirkstoffe:** Aetherisches Öl. **Anwendung:** Kur: Beginnend mit 3× tägl. 1 Beere, aufsteigend bis 3× tägl. 15 Beeren, absteigend bis 3× tägl. 1 Beere. Danach Pause von mehreren Wochen. **Im Handel erhältlich:** Wacholderbeeren *(Juniperi fructus)*, Wacholderbeersaft, Wacholderspiritus.

Erntezeit: Oktober–November

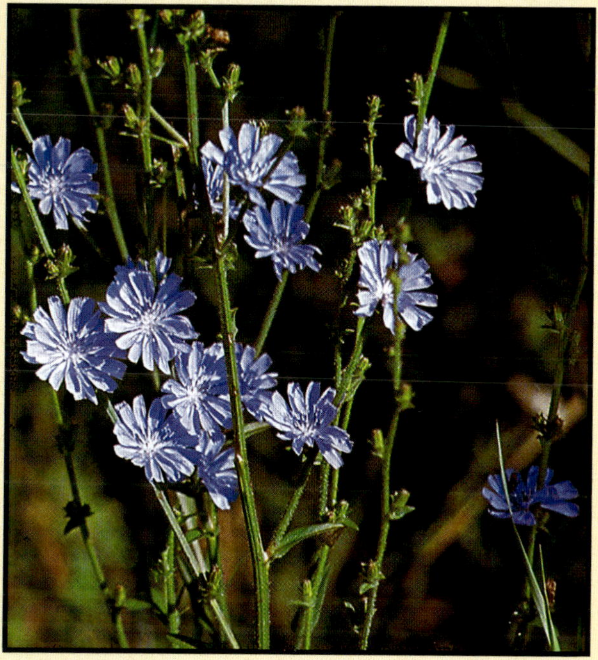

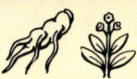

Wegwarte

Cichorium intybus

Hilft bei: Galle- und Leberbeschwerden, gestörtem Galleabfluß, Appetitlosigkeit. **Beschreibung:** Wächst häufig auf Äckern, an Dämmen und Wegrändern. Die Pflanze wird bis 1 m hoch und blüht blau. Verwendet wird in erster Linie die dicke Wurzel – Trocknen nach Aufspalten –, seltener das blühende Kraut. **Wirkstoffe:** Bitterstoff (Intybin), Cholin, Inulin. **Zubereitung und Anwendung:** 1 Teel. Wurzel (oder Kraut) mit ¼ l Wasser 3 Min. kochen. 2–3 Tassen Tee pro Tag. **Im Handel erhältlich:** Wegwartenwurzel *(Cichorii radix)*, Wegwartenkraut *(Cichorii herba)*.

Erntezeit: Sept. (Wurzel) Juli (Kraut)

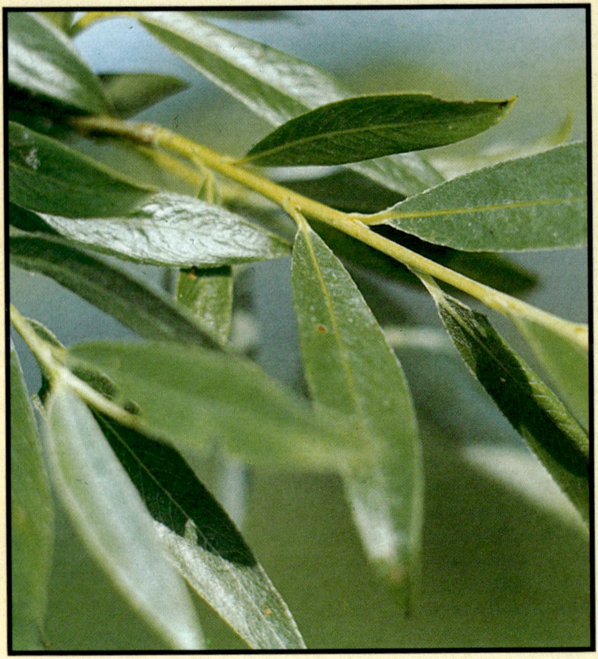

Weide

Salix-Arten

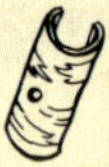

Hilft bei: Fieber, Schmerzen, Rheuma. **Beschreibung:** Da man die Rinden verschiedener Weiden verwenden kann, werden allgemeine Merkmale der Weiden genannt: Sträucher oder Bäume; Blüten (Weidenkätzchen) erscheinen vor den Blättern; Weiden sind zweihäusig und bevorzugen feuchte Böden. Die Rinde ist im Frühjahr sehr leicht ablösbar. **Wirkstoffe:** Salizylsäureverbindungen, Gerbstoffe, Glykoside. **Zubereitung und Anwendung:** 1 gehäufter Teel. fein geschnittene Rinde mit ¼ l kaltem Wasser ansetzen, langsam zum Sieden erhitzen, dann sofort abseihen. 2 Tassen Tee pro Tag.
Im Handel erhältlich: Weidenrinde *(Salicis cortex)*.

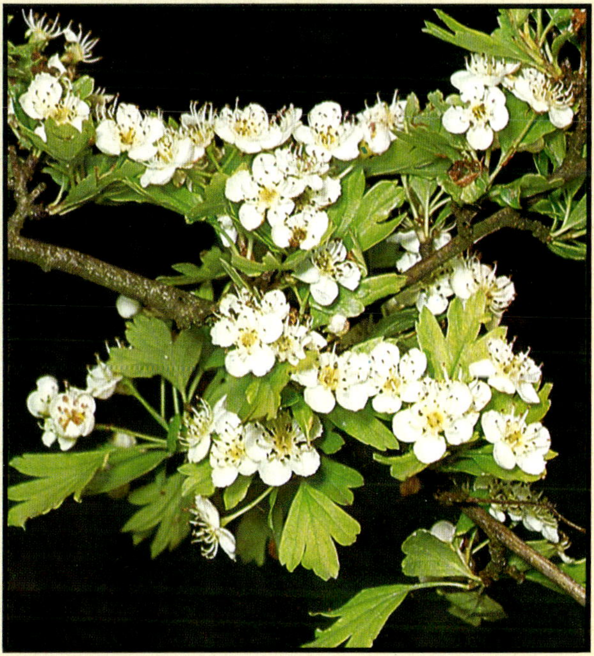

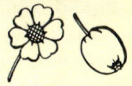

Weißdorn

Crataegus oxyacantha und *Crataegus monogyna*

Hilft bei: Herz- und Kreislaufstörungen. **Beschreibung:** An steinigen Hängen, in Hecken und lichten Wäldern. Der mittelgroße, dornige Strauch hat weiße Blüten und leuchtendrote Früchte. Blätter oberseits dunkelgrün. Unangenehmer Geruch. Verwendet werden die Blüten, seltener die Früchte. **Wirkstoffe:** Flavonoide, Cholin, Aethylamin u. a. **Zubereitung und Anwendung:** 2 Teel. Blüten (oder Früchte) mit ¼ l Wasser übergießen, 10 Min. ziehen lassen. ¼ l Tee über den Tag verteilt. (→ auch Seite 74)
Im Handel erhältlich: Weißdornblüten *(Crataegi flos)*, Weißdornfrüchte *(Crataegi fructus)*, Weißdornsaft.

Erntezeit: Mai–Juni und Sept.–Okt.

Heilpflanzen-Kalender

Heilpflanze	Seite	Vorkommen
Anis	6	Gärten, Kulturen
Arnika	7	Bergwiesen, Wiesen
Augentrost	8	Wiesen, Berghänge, Wälder
Bärentraube	9	Moor, Heide, Nadelwälder
Baldrian	10	feuchte Wiesen und Wälder
Beifuß	11	Wegränder, Gebüsch
Bibernelle, Große und Kleine	12	Wiesen, Triften
Birke	13	Waldränder, Wege, Heide
Bitterklee	14	sumpfige Wiesen
Blutwurz	15	Waldränder, Wiesen, Moore
Brennessel	16	Gärten, Schuttplätze
Brombeere	17	sonnige Abhänge, Waldränder
Bruchkraut	18	Wege, Äcker, Ödland
Eiche	19	Wälder
Enzian	20	Bergwiesen
Erdrauch	21	Äcker, Wegränder
Faulbaum	22	Auwälder, Erlenbrüch
Fenchel	23	in Kulturen
Frauenmantel	24	Wälder, Wiesen, trockene
Gänsefingerkraut	25	Wegränder, Äcker
Goldrute	26	lichte Wälder, Waldränder
Hauhechel	27	Wald- und Ackerränder
Heckenrose (Hagebutte)	28	Wegränder, Abhänge, Hecken
Heidelbeere	29	lichte Wälder
Herzgespann	30	Waldränder, Ödland
Hirtentäschel	31	Äcker, Gärten, Schuttplätze
Holunder	32	Laub- und Auwälder
Hopfen	33	Gebüsche, Waldränder

Droge	Sammelzeit	Hilft bei
Früchte	Sommer	Husten, Blähungen, Magen-, Darmbeschwerden
Blüten	geschützt!	Blutergüssen, Wunden
Kraut	Juni–Oktober	entzündeten Augen
Blätter	geschützt!	Blasen- und Nierenbeschwerden
Wurzel	Sept.–Okt.	Nervosität, Schlaflosigkeit
Kraut	Juli–August	Magen-, Darm-, Gallestörung
Wurzel	März–April Sept.–Okt.	Heiserkeit, Bronchitis
Blätter	Mai–Juni	Wasserstauungen, Blasen-, Nierenleiden
Blätter	geschützt!	Magen-, Darmbeschwerden
Wurzel-stock	März–April Sept.–Okt.	Durchfällen, Entzündungen in Mund und Rachen, Frostbeulen
Kraut	Mai–Juni	Rheuma, Gicht, Prostatabeschwerden
Blätter Früchte	Mai–Juni Aug.-Okt.	Durchfall (Blätter) Heiserkeit (Früchte)
Kraut	Juni–September	Husten, krampfartigen Nierenbeschwerden, Wasserstauungen
Rinde	Frühjahr	Durchfall, Entzündungen in Mund und Rachen, schlecht heilenden Wunden
Wurzel	geschützt!	Magen-, Darmbeschwerden
Kraut	Juni–Juli	Gallebeschwerden
Rinde	Frühjahr	Stuhlverstopfung
Früchte	Juli–Sept.	Blähungen, Husten
Kraut	Frühjahr–Juli	Frauenleiden
Kraut	Mai–Sept.	Magenkatarrh
Kraut	Aug.–Okt.	Blasen- und Nierenbeschwerden
Wurzel	Sept.–Okt.	Harnverhaltung
Früchte	Sept.–Nov.	Erkältung, Fieber
Früchte	Sommer und Herbst	Durchfall, Mund-, Rachenentzündung
Kraut	Juni–August	Nervosität, Kreislaufstörungen
Kraut	das ganze Jahr	starker Regelblutung
Blüten	Juni–Juli	Erkältungskrankheiten
Fruchtstände ♀	Sept.-Okt.	Nervosität

Heilpflanze	Seite	Vorkommen
Huflattich	34	Wegränder, Bahndämme, Äcker
Johannisbeere, Schwarze	35	feuchte Wälder, Erlenbrüche
Johanniskraut	36	Weg- und Waldränder, Wiesen
Kamille	37	Wege, Äcker, Brachland
Königskerze	38	steinige, sonnige Hügel
Kümmel	39	verwildert, in Kulturen
Lein	40	wird angebaut
Linde	41	Parkanlagen, Waldränder
Löwenzahn	42	Wiesen, Felder, Gärten, Ödland
Malve	43	Waldränder, Ödland, Äcker
Melisse	44	in Kulturen
Mistel	45	als Schmarotzer auf Bäumen
Pfefferminze	46	in Kulturen
Preiselbeere	47	Misch- und Nadelwälder, Hochmoore
Quendel	48	Abhänge, Wegränder
Rosmarin	49	in Kulturen
Salbei	50	in Kulturen, verwildert
Sanddorn	51	Flußufer, Parkanlagen
Schafgarbe	52	trockene Wiesen, Wegränder
Schlüsselblume	53	Wiesen, Wälder
Schöllkraut	54	Wegränder, Hecken, Mauern
Spitzwegerich	55	Wegränder, Brachland, Wiesen
Steinklee	56	Schutthalden
Stiefmütterchen	57	Äcker, Wiesen, Gärten
Taubnessel, Weiße	58	Hecken, Ödland
Tausendgüldenkraut	59	Wälder, Wiesen
Thymian	60	in Gärten, kultiviert
Veilchen, Wohlriechendes	61	Hecken, Waldränder
Wacholder	62	Heide- und Moorboden, Steppen
Wegwarte	63	Äcker, Wegränder
Weide	64	feuchte Böden
Weißdorn	65	Hänge, Hecken, Wälder

Droge	Sammelzeit	Hilft bei
Blätter	April–Juni	Reizhusten, Emphysem
Früchte	Juli–August	Durchfällen, Blähungen
Kraut	Juni–Juli	Nervosität, Rheuma, Depressionen
Blüten	Mai–Juni	Entzünd., Magen-, Darmbeschwerden
Blüten	Juli–August	Husten, Verschleimung
Früchte	Juli–Sept.	Blähungen, Magenbeschwerden
Samen	September	Stuhlverstopfung, Magenbeschwerden, Entzündungen in Mund und Rachen
Blüten	Juni	Erkältungen, zur Vorbeugung
Wurzel und Kraut	März–Mai	Galle-, Leber-, Nierenleiden, Rheuma, Gicht
Blüten	Juli–August	Husten, Heiserkeit, Bronchitis
Blätter	Juli–August	Magenbeschwerden, Schlafstörung
Kraut	März–April	Herzbeschwerden
Blätter	Juli–August	Magen-, Darm-, Galleleiden
Früchte	Sommer–Herbst	Appetitlosigkeit
Kraut	Mai–August	Bronchialkatarrh, Reizhusten
Blätter	Juni–August	Kreislaufstörungen, Erschöpfung
Blätter	Juni–August	Entzündungen in Mund und Rachen
Früchte	Sept.–Okt.	Vitamin-, Mineralstoffmangel
Kraut	Juni–Sept.	Magen-, Darm-, Galleleiden
Wurzel	geschützt!	festsitzendem Husten
Kraut	Mai–Juli	Magen-, Darm-, Gallebeschwerden
Kraut	Mai–Juni	Krampf-, Reiz-, Keuchhusten
Kraut	Juni–August	Krampfadern, Hämorrhoiden
Kraut	Mai–August	Milchschorf, Akne, Husten
Blüten	Mai–August	schmerzhafter Periode
Kraut	geschützt!	Magen-, Darm-, Gallebeschwerden
Kraut	Juli–August	Bronchitis, Reizhusten
Kraut	März–April	Halsentzündung, Bronchitis
Früchte	Okt.–Nov.	Rheuma, Gicht
Wurzel/Kraut	September/Juli	Galle-, Leberbeschwerden
Rinde	Frühjahr	Fieber, Schmerzen, Rheuma
Blüten Früchte	Mai–Juni Sept.–Okt.	Herz- und Kreislaufstörungen

Wichtige Ergänzungen zu den Pflanzensteckbriefen

Arnika – Foto und Steckbrief Seite 7.

Die größte Rolle bei der Anwendung der Arnika spielt nicht der Tee, sondern die Tinktur oder der Spiritus, die besonders in Süddeutschland bekannt sind.

So wird Arnika-Spiritus bereitet: Getrocknete Arnikablüten samt Hüllkelchen mit der zehnfachen Gewichtsmenge »Kornschnaps« (40%) übergießen, in einer gut schließenden Flasche unter gelegentlichem Umschütteln 20 Tage stehen lassen. Den Ansatz – Arnikablüten plus Alkohol – durch ein Tuch seihen, den Rückstand auspressen. Beide Flüssigkeiten vereinigen und nach dem Absetzen filtrieren.

So wird Arnika-Tinktur bereitet: 100 g getrocknete Arnikablüten mit 1000 g 70%igem Alkohol übergießen, in einer gut schließenden Flasche unter gelegentlichem Umschütteln 10 Tage stehen lassen. Den Ansatz – Arnikablüten plus Alkohol – durch ein Tuch seihen, den Rückstand auspressen. Beide Flüssigkeiten vereinigen und nach dem Absetzen filtrieren. Sowohl Spiritus als auch Tinktur werden verdünnt zum Einreiben und für Umschläge benutzt. Die verdünnte Tinktur – 1 Teel. Tinktur auf ¼ l Wasser – wird zudem als Gurgelmittel verwendet.

Beifuß – Foto und Steckbrief Seite 11.

Eng verwandt mit dem Beifuß ist der **Wermut** *(Artemisia absinthium)*, der in den meisten Fällen stärker wirkt, weil sein Gehalt an Bitterstoffen größer ist. Er kommt auf Schuttplätzen, an Mauern und felsigen Abhängen vor; er ist bei uns jedoch weniger häufig zu finden als der Beifuß. Unterscheidungsmerkmale dieser beiden Heilkräuter: Wermut ist kleiner als Beifuß, er hat seidig-filzige Stengel und Blätter und kugelige gelbe Blüten. Eine Verwechselung ist ungefährlich.

Brombeere – Foto und Steckbrief Seite 17.

Gegen Durchfall hilft ein Tee aus getrockneten Brombeerblättern: 1–2 Teel. Brombeerblätter mit ¼ l heißem Wasser übergießen, 10 Min. ziehen lassen. 3 Tassen Tee pro Tag. Zusammen mit Himbeerblüten läßt sich ein guter Haustee bereiten:

Man vermischt die gleichen Mengen junger Himbeer- und Brombeerblätter und läßt sie leicht anwelken, dann werden sie mit wenig Wasser besprengt und mit einem Rollholz leicht gewalkt. In ein Tuch geknotet überläßt man sie der Fermentierung, bis sie nach Rosen duften (nach etwa 2 Tagen). Danach werden die Blätter schnell getrocknet.

Doldengewächse, Verwechslungsmöglichkeiten:
Anis – Foto und Steckbrief Seite 6,
Bibernelle, Große und Kleine – Foto und Steckbrief Seite 12,
Fenchel – Foto und Steckbrief Seite 23,
Kümmel – Foto und Steckbrief Seite 39.
Die meisten Doldengewächse sehen sich sehr ähnlich und sind leicht zu verwechseln. Da es auch hochgiftige Arten gibt, ist Vorsicht geboten! Die *Bibernell-Arten* erkennt man an der charakteristischen Blattform in Verbindung mit dem Fehlen einer Hochblatthülle am Grunde der Dolde und der Döldchen. Den *Kümmel* erkennt man leicht daran, daß am Stengelansatz des Blattes stets einige herabgerückte Blattzipfel sitzen. Auch auf den Kümmelgeruch der Früchte achten! *Anis* und *Fenchel* sind durch den angenehm aromatischen Duft der Früchte unverwechselbar. Bestehen Zweifel, sollte das Sammeln unterlassen werden.

Heckenrose (Hagebutte) – Foto und Steckbrief Seite 28.
Der Hagebuttentee kann zur Vorbeugung gegen Erkältungskrankheiten in der kalten Jahreszeit getrunken werden. Es gibt keinen anderen Tee, der so viel Vitamin C enthält. Die Fruchtsäuren wirken ganz schwach abführend; der Tee hat außerdem eine geringe harntreibende Wirkung. Ob er mit oder ohne Samen zubereitet wird, ist Geschmacksache; die Samen schmecken leicht nach Vanille. Hagebuttentee muß gekocht werden, dadurch wird die optimale Menge an Vitamin C extrahiert. Dieser Tee eignet sich gut für die Thermosflasche, denn das Vitamin C darin bleibt lange unzersetzt.

Heidelbeere – Foto und Steckbrief Seite 29.
Bei den Heidelbeeren – das gilt für alle Wildfrüchte, die arzneilich genutzt werden – spielt neben den eigentlichen Wirkstoffen ihr hoher Gehalt an Spurenelementen, Mineralstoffen, Fruchtsäuren und Vitaminen eine bedeutende Rolle.

Huflattich – Foto und Steckbrief Seite 34.

Wer an chronischer Brochitis leidet, sollte schon morgens im Bett eine Tasse Huflattich-Tee trinken. Das erleichtert das morgendliche Abhusten erheblich. Man kann den Tee abends zubereiten und in einer Thermosflasche auf dem Nachttisch bereitstellen.

Für Sammler: Die Huflattichblätter sollten geerntet werden, wenn sie handtellergroß sind; es empfiehlt sich, sie vor dem Trocknen kleinzuschneiden.

Johanniskraut – Foto und Steckbrief Seite 36.

Nicht nur bei Nervosität und Depressionen hilft Johanniskraut, sondern auch bei Magen-, Galle- und Darmbeschwerden. Man kann statt des Tees zu jeder Behandlung auch 3× tägl. 1 Teel. Johanniskrautöl verwenden. Das Öl hilft auch als Einreibung bei Rheuma und Gelenkerkrankungen, als Umschlag bei Verstauchungen, Zerrungen, Quetschungen und bei schlecht heilenden Wunden.

So wird Johanniskrautöl bereitet:

Für ½ l Öl braucht man etwa 125 g frisches Kraut, dessen Blüten gerade aufgegangen sind. Die Blüten werden zerquetscht oder in einem Mörser zerstoßen. Dann setzt man 500 g Olivenöl zu, vermischt das Ganze und füllt es in eine geräumige Weithalsflasche aus weißem Glas. Unter gelegentlichem Umrühren überläßt man die Mischung an einem warmen Ort der Gärung, die nach etwa 3–5 Tagen beendet ist. Dann wird das Glas verschlossen und solange dem Sonnenlicht ausgesetzt, bis der Inhalt eine leuchtendrote Farbe angenommen hat (nach etwa 6 Wochen). Dann wird abgepreßt, das Öl von der wäßrigen Schicht abgegossen und in gut schließenden Flaschen aufbewahrt. In durchscheinendem Licht ist es rubinrot gefärbt, in auffallendem Licht fluoreszierend dunkelrot bis gelbrot; es riecht aromatisch.

Kamille – Foto und Steckbrief Seite 37.

Kamillentee ist vielseitig verwendbar. Er bringt schnelle Linderung bei akuter Magenverstimmung. Zum Gurgeln bei Entzündungen in Mund und Rachen ist er ebenso geeignet wie für Waschungen und Sitzdampfbäder (Anal- und Vaginalbereich), zur Umschlagbehandlung bei Wunden und Entzündungen, für Kopf-Dampfbäder bei Schnupfen und Entzündungen der Nebenhöhlen, außerdem für Inhalationen. Dauergebrauch in hoher Dosierung kann unangenehme Nebenwirkungen haben.

Löwenzahn – Foto und Steckbrief Seite 42.

Fast haben wir es schon verlernt, uns um das erste frische Grün im Frühjahr zu kümmern, das unseren Vorfahren nach der vitaminarmen Winterzeit das erste natürliche Vitamin im neuen Jahr lieferte. Gerade Löwenzahn eignet sich hervorragend als Frühlingssalat. Die jungen Triebe und Blätter schmecken angenehm würzig. Man kann sie auch zu Suppen, Weichkäse oder Eierspeisen als Grünwürze benutzen. Der Löwenzahn ist zweifellos der wichtigste Vitaminspender im Frühling, doch auch Kresse, Schafgarbe, Hirtentäschel und Gänsefingerkraut sind gesunde Würzkräuter.

Preiselbeere – Foto und Steckbrief Seite 47.

Rezept für Preiselbeermus:

1½ kg verlesene und gewaschene Preiselbeeren mit je ¼ Liter Weißwein und Wasser versetzen, 625 g Zucker hinzufügen und unter Abschäumen etwa 20 Min. lang kochen. Die Beeren mit einem Schaumlöffel herausnehmen und den Saft abermals 10 Min. kochen. Den heißen Saft über die Preiselbeeren gießen und gut verrühren. – Dieses Mus ist haltbar und als Arznei ebenso verwendbar wie als schmackhafte Beilage zu Wildgerichten.

Schafgarbe – Foto und Steckbrief Seite 52.

Das wichtigste Anwendungsgebiet der Schafgarbe ist die sogenannte vegetative Dystonie des kleinen Beckens (Parametropathia spastica) bei Mädchen und Frauen. Die Symptome sind krampfartige Schmerzen im Unterleib, meist an verschiedenen Stellen, verbunden mit Kreuzschmerzen. Oft klagen die erkrankten Frauen auch über besonders schmerzhafte Regelblutungen oder Schmerzen in den Brüsten vor der Regel. In diesen Fällen eine Kur mit Schafgarbentee zu machen, ist erfolgversprechend, sofern man sie über mehrere Wochen ausdehnt. Zusätzlich ist auch das Schafgarbenbad – als Sitzbad oder Vollbad – zu empfehlen. In Apotheken bekommt man einen fertigen Badeextrakt, doch kann man sich das Schafgarbenbad auch selbst bereiten: 50–70 g Schafgarbenkraut werden mit 1 l kochendem Wasser übergossen und 20 Min. lang ausgezogen. Die abgegossene Flüssigkeit gibt man dem Badewasser zu.

Weiße Taubnessel – Foto und Steckbrief Seite 58.
In alten Kräuterbüchern findet man immer wieder den Hinweis, daß die Weiße Taubnessel gegen den weißen Ausfluß bei Frauen wirksam sei. In der Praxis hat sich gezeigt, daß ein Tee aus den Blüten der Weißen Taubnessel (2 Tassen pro Tag kurmäßig über mehrere Wochen) den weißen Ausfluß junger Mädchen günstig beeinflußt. Da Ausfluß jedoch immer Symptom einer allgemeinen Entwicklungsstörung ist, muß in jedem Fall der Arzt um Rat gefragt werden.

Weißdorn – Foto und Steckbrief Seite 65.
Der Weißdorn ist ein ausgezeichnetes Mittel zur Entlastung des überanstrengten Herzens, zur Kräftigung des Altersherzens. Die Herzkranzgefäße werden erweitert, der Herzstoffwechsel verbessert und der Herzmuskel gekräftigt. Als Tee oder in Form fertiger Arzneimittel wirkt Weißdorn auch vorbeugend beim Nachlassen der Herzleistung. Eine besondere Bedeutung hat diese Heilpflanze als Mittel zur Nachbehandlung des Herzinfarktes. Wichtig ist, daß selbst bei Überdosierung und langandauernder Anwendung keine Nebenwirkungen auftreten.

Sammeln, Aufbereiten, Zubereiten

Die *Blütezeit der Heilpflanzen* kann variieren; in einem Jahr blüht zum Beispiel der Huflattich schon im Februar, in einem ungünstigen Jahr vielleicht erst Anfang April. In den Bergen blühen beziehungsweise reifen die Kräuter etwas später. Die angegebenen Blüte- und Erntezeiten sind Mittelwerte.

Sammeln grundsätzlich nur nach sorgfältiger Bestimmung der ausgewählen Heilpflanze! Halten Sie sich bei der Bestimmung genau an Beschreibungstexte und Farbfotos; nur so können Sie Verwechslungen mit giftigen Arten vermeiden. Nur die Pflanzenteile sammeln, die arzneilich verwendet werden (Drogen-Symbol und Texthinweis).
● Niemals bei Regen, Nebel oder feuchtem Wetter ernten. Der Vormittag ist meist die günstigste Sammelzeit, doch dürfen die Pflanzen nicht mehr feucht sein vom Morgentau.
● Nur ganz saubere Pflanzen sammeln, Schmutz und Staub machen sie wertlos. (Niemals in der Nähe von Autostraßen sammeln!) – Man soll Heilpflanzen nicht waschen.

● *Blätter* in ganz jungem, doch voll entfaltetem Zustand pflücken, *Blüten* dann, wenn sie voll erblüht, aber noch jung und frisch sind. *Ganze Kräuter* sammelt man zu Beginn der Blütezeit, *Früchte,* wenn sie reif sind, *Wurzeln* gräbt man, wenn sie kräftig genug und voll entwickelt sind. Das gilt auch für *Wurzelstöcke. Rinden* müssen von jungen Zweigen geschält werden, im Frühling lösen sie sich leicht ab.

Trocknen ist als Konservierung anzusehen und muß sofort nach der Ernte schnell und schonend geschehen, am besten an einem luftigen, schattigen Platz. In der prallen Sonne verlieren Heilpflanzen die wichtigen aetherischen Öle, die in Blüten, Blättern und Früchten (Samen) enthalten sind. Am besten breitet man das Sammelgut auf einem Sieb in dünner Schicht aus und trocknet es an einem luftigen Ort. Ganze Pflanzen (Kräuter) kann man auch gebündelt aufhängen. – Auch bei künstlicher Wärme darf getrocknet werden: Alle aromatisch riechenden Pflanzen und Pflanzenteile (sie enthalten aetherische Öle) werden bei höchstens 35° C getrocknet, während man bei den anderen Pflanzen oder Pflanzenteilen bis zu 60° C erhitzen darf. Wichtig ist die Luftzirkulation, damit eine Gärung oder Fermentierung vermieden wird.

Wurzeln und Wurzelstöcke sind, sofern es sich nicht um ganz feine Wurzeln handelt, die vor dem Trocknen gewaschen und gekämmt werden (zum Beispiel Baldrian), zu halbieren.
Nach dem Trocknen müssen die Pflanzenteile „teegerecht" zurechtgeschnitten werden. Kleine Blätter, beispielsweise Thymian, oder kleine Blüten werden abgerebelt und so von den holzigen Stengelteilen getrennt.

Aufbewahrung: Das Sammelgut muß in gut schließenden, beschrifteten Gefäßen aufbewahrt werden; sie sollten getönt sein, um das Sonnenlicht abzuhalten. Glas, Plastik, auch Weißblech eignen sich gut als Material für die Gefäße. Das Aufbewahren in Tüten ist nicht zu empfehlen.
Die Teevorräte sollten jährlich erneuert werden. Nur Faulbaumrinde darf erst nach einjähriger Lagerung verwendet werden, weil die „drastischen" Wirkstoffe erst dann in die mildere Form umgewandelt worden sind.

Anwendungen: Alle Heilpflanzen, die gegen die gleiche Krankheit wirksam sind, können für Tees miteinander gemischt werden, jeweils zu gleichen Teilen. Heilpflanzen mit viel Vitaminen, beispielsweise Hagebutte, die besonders viel Vitamin C besitzt, können allen Erkältungstees beigegeben werden; auch jenen Tees, die zur allgemeinen Kräftigung empfohlen werden. Für *Bäder* kocht man die angegebene Teemenge in 1 l Wasser und gibt das Ganze dann dem Bad bei.

Bei *Dampfbädern* werden die Drogen in sprudelndes Wasser gegeben, die heißen Dämpfe werden unter einem »Dampfzelt« eingeatmet (Kopf und Gefäß werden mit einem Tuch abgedeckt). *Teezubereitungen zum Gurgeln* werden wie Tees bereitet. Bei *Umschlägen* mit Tees niemals ein Plastik-Tuch verwenden; der Umschlag muß luftdurchlässig sein.

Kleine Pflanzenkunde

Es ist wichtig, daß Sie etwas über den Aufbau einer Pflanze wissen, über ihre Organe und deren Aufgabe. Zum einen, damit Sie die Pflanzenbeschreibung besser verstehen können, bei der es ohne die Verwendung von Fachausdrücken nicht geht, zum anderen, weil Sie diese Kenntnisse beim Sammeln brauchen – nur so können Sie die ausgewählte Heilpflanze genau bestimmen. Und sorgfältige Bestimmung schützt vor Verwechslung.

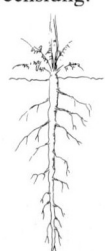 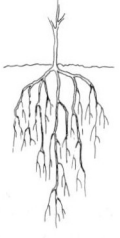

Pfahlwurzel   Verdickte   Faserwurzeln
                 Pfahlwurzel

Verschiedene Wurzeln

Wurzeln, Sproß und Blätter dienen der Ernährung der Pflanze, Blüten und Früchte der Fortpflanzung. Durch die Wurzeln wird die Pflanze im Erdreich verankert. (Pflanzenschema → vordere Umschlagseite.)

Manchmal wachsen auch Sproßorgane unter der Erde, die zumeist Nährstoffe speichern, aber dennoch auch die Aufgaben der Wurzeln übernehmen. Beispiele: Wurzelstock, Zwiebel, Kartoffel (Sproßknolle).

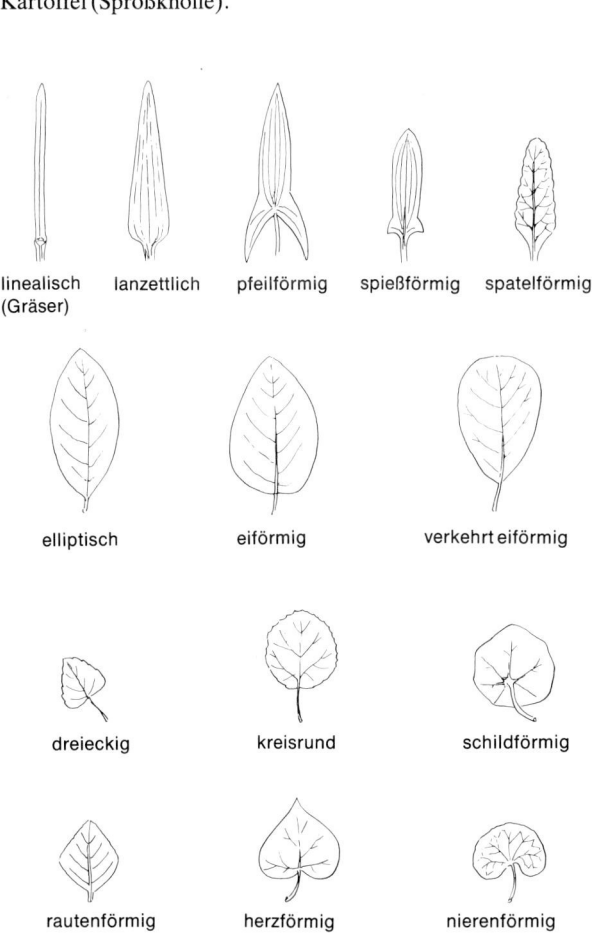

linealisch (Gräser)	lanzettlich	pfeilförmig	spießförmig	spatelförmig

elliptisch	eiförmig	verkehrt eiförmig

dreieckig	kreisrund	schildförmig

rautenförmig	herzförmig	nierenförmig

Blattformen

Die Blätter dienen der Assimilation, der Versorgung der
Pflanze mit organischen Stoffen, denn sie bereiten aus der
Kohlensäure der Luft und dem Wasser verschiedene Zucker
und Stärke. Dazu benötigen sie den grünen Blattfarbstoff, das
Chlorophyll; als Energiequelle das Sonnenlicht (Photosynthese
nennt man diesen Vorgang auch). Blätter sind daher grün,

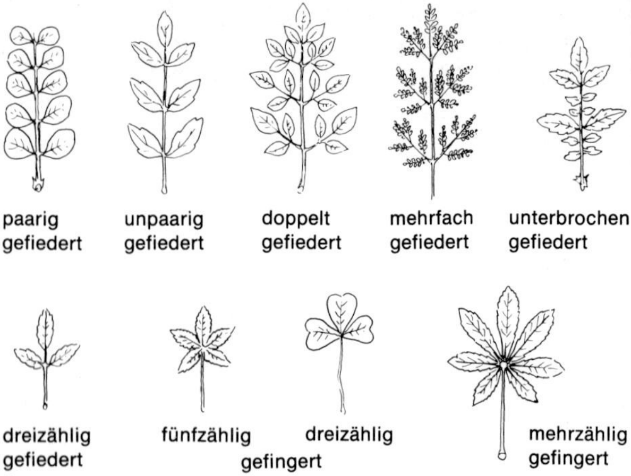

paarig gefiedert	unpaarig gefiedert	doppelt gefiedert	mehrfach gefiedert	unterbrochen gefiedert

dreizählig gefiedert	fünfzählig gefingert	dreizählig gefingert	mehrzählig gefingert

Zusammengesetzte Blätter

zudem flächig entwickelt. Sie stehen seitlich am Sproß, bilden
gelegentlich am Boden eine Rosette aus. In ihren Achseln können Seitensprosse entspringen, die ihrerseits wieder Blätter tragen. In den Blattachseln entspringen aber auch Blüten – gestielt
oder ungestielt.

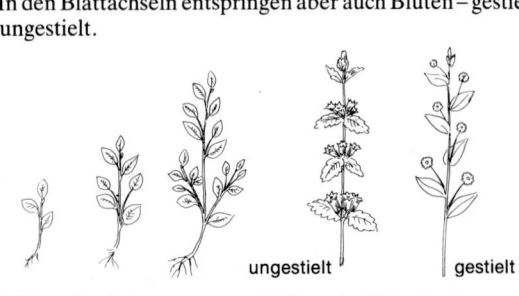

ungestielt   gestielt

Entwicklung der Seitensprosse und Blüten in Blattachseln

Die Blüten muß man botanisch als Sprosse ansehen, deshalb spricht man von Blüten-, Staub-, Kelch- oder Frucht*blättern*. Sehr selten beschließt ein Sproß sein Längenwachstum mit einer Einzelblüte; wie es beispielsweise bei der Tulpe der Fall ist. Meistens werden mehrere Blüten ausgebildet, die dann als Blütenstand vereinigt sind (Blütenstände → hintere Umschlagseite).

CIP-Kurztitelaufnahme der Deutschen Bibliothek

Pahlow, Mannfried:
Heilpflanzen-Kompaß: wirkungsvolle Heilpflanzen kennenlernen u. gezielt anwenden; mit Sammelkal. u. Teerezepten/Mannfried Pahlow. – 9. Aufl. – München: Gräfe und Unzer, 1985.

ISBN 3-7742-4224-0

9. verbesserte Auflage
© Gräfe und Unzer GmbH, München

Redaktionsleitung: Hans Scherz
Lektorat: Doris Schimmelpfennig-Funke

Zeichnungen: Adolf Neuhofer
Einbandgestaltung: Heinz Kraxenberger
Offsetreproduktionen und Druck:
Graphische Anstalt E. Wartelsteiner
Bindung: Druckerei Ludwig Auer
ISBN: 3-7742-4224-0

Die Fotografen:
Bechtel: 49 – Dr. Cuveland: 41, 58 – Dähncke: 15, 29, 59 – Eichinger: 10, 12, 22, 26, 27, 35, 37, 38, 42, 45, 52, 53, 55, 57, 60, 62, 65 – Flora-Bild: 39 – Harms: 14 – R. König: 54 – Kohlhaupt: 7, 9, 20, 25 – Reinhard: 31 – Reuter: 13, 16 – Roebild/Fischer: 40 – Ruckstuhl: 48 – Scherz: 17, 19, 28, 36, 51, 61, 63 – Schimmitat: 6, 8, 18, 34 – Schmelzenbach: 33 – Schrempp: 11, 23, 30, 43, 44, 50, 59 – Singer: 24 – Wothe: 21, 32, 46, 47 – Zauner: 64

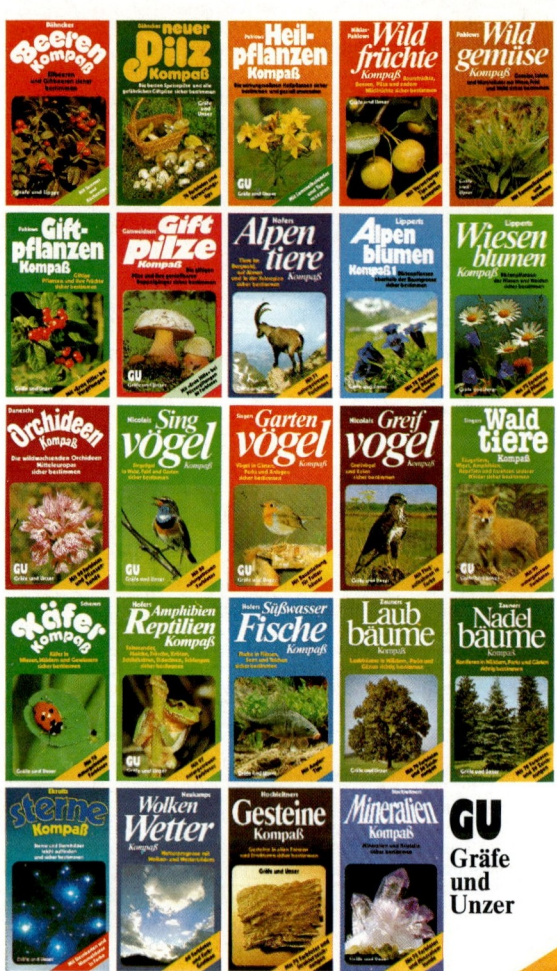

**Die praktischen Bestimmungs-Kompasse.
Ideal zum Mitnehmen auf Wanderungen
und Spaziergängen. Passen in Hemd-
und Hosentasche.**

Einstecken –
Natur
entdecken